国民
心理健康
素养手册

日常生活
心理健康 50 问

陈祉妍　王雅芯　明志君　刘亚男　翟婧雅　著

商务印书馆
The Commercial Press

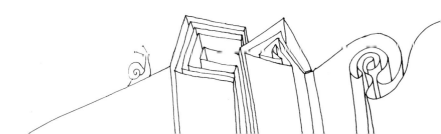

图书在版编目（CIP）数据

日常生活心理健康 50 问 / 陈祉妍等著 . —北京：商务印书馆，2021（2024.11 重印）
（国民心理健康素养手册）
ISBN 978-7-100-19303-0

Ⅰ.①日… Ⅱ.①陈… Ⅲ.①心理健康—健康教育—手册 Ⅳ.① R395.6-62

中国版本图书馆 CIP 数据核字（2020）第 270925 号

国民心理健康素养手册

日常生活心理健康 50 问

陈祉妍　王雅芯　明志君
刘亚男　翟婧雅　　　　著

商 务 印 书 馆 出 版
（北京王府井大街 36 号　邮政编码 100710）
商 务 印 书 馆 发 行
北京市十月印刷有限公司印刷
ISBN 978 - 7 - 100 - 19303 - 0

2021 年 4 月第 1 版　　　　开本 850×1168　1/32
2024 年 11 月北京第 3 次印刷　印张 9¹/₄

定价：48.00 元

国民心理健康素养手册

总　序

　　每个人都是心理学家。每个人都在观察他人的行为、体验自己的内心，对人类的心理做出观测、归纳与推论。然而正如心理学家乔治·凯利在其名言"人是科学家"之下将人们分成了"好的"与"不好的"科学家一样，我们之中有些人是"更好的心理学家"。"更好的心理学家"能够更敏锐地觉察自己的情绪，调整自己的想法，能够更恰当地处理人际关系，给予爱和感受爱，能用更有效的方式养育孩子，能够更坚韧地承受压力，应对不尽人意的生活变化……能够掌握更多的心理学知识并将之应用于生活。相反，"更差的心理学家"不善于自我觉察，以为自己的情绪完全是外在原因决定的，意识不到自己的想法有何偏颇，甚至有时冲动行事而不知道自己行为背后的动机；"更差的心理学家"在人际关系中会一再重复无效的甚至破坏性的互动模式，例如情绪失控的发泄或者像鸵鸟一样将头埋起来回避问题；无法让珍视的人感受到自己的爱，无法享受明明就在身边的爱与关怀；"更差的心理学家"在面对压力与变化时很脆弱，很难消化出乎所料的事，容易遇到打击后一蹶不振。

如何成为"更好的心理学家"呢？途径不止一条，大体而言，可以归纳为"向人学习"和"向书学习"两种。当然，读书本质上也是"向人学习"，只是书的作者并不与读者在生活中相处，而是凭借文字传达信息。"向人学习"此处特指的是身边之人与我们日常相处、耳濡目染式的学习。如果你的父母是生活中了不起的"教育心理学家"——我并不是指职业上的——常常能够四两拨千斤地引导孩子，那么我相信，养育孩子时你也会更从容，拥有很多不知不觉就用上的教育技能。"向人学习"是跟从生活中的榜样，这样的学习可能不知不觉地发生，同时又是丰满全面的。

或许许多人遗憾自己遇到的生活榜样不够多，不够好，好在我们还可以"向书学习"，这极大地拓宽了我们学习的机会。跨越时间与空间的阻隔，书为每一个有心人敞开了知识之门。"向书学习"要比"向人学习"多出一点挑战，因为你要做出刻意的努力，不仅要阅读，还要思考、练习，这样书的价值才会真正被你吸收。同时，书是骨感的。它凭借语言符号这一方式传达信息之时，必然经过提炼归纳。书中的几句话，可能对应着生活中百十种情况。将书面知识应用于生活实践，是一个需要不断尝试、调整的过程。

现在，来说说我们这套丛书吧。是的，我希望、也相信，它能帮你成为"更好的心理学家"。《国民心理健康素养手册》

旨在提供与生活各方面息息相关的心理健康知识，扫除常见的误区，解答常见的困惑。在这套丛书不同的分册里，我们邀请来自中国科学院心理研究所、中国教育科学研究院、国家心理健康和精神卫生防治中心等单位的既有理论基础又有实践经验的心理学工作者，为不同人群提供丰富的心理健康知识补给。这套丛书的第一本《日常生活心理健康50问》由中国科学院心理研究所国民心理健康评估发展中心团队撰写，书中的50个问题源自于2017—2018年首次全国心理健康素养调查，这次调查为我国居民心理健康素养水平提供了基线数据，调查结果发布在《心理健康蓝皮书：中国国民心理健康发展报告（2017—2018）》中。居民心理健康素养的提升是健康中国行动中心理健康促进行动的一项重要监测指标，我们希望《国民心理健康素养手册》能够有助于这一目标。因此，《日常生活心理健康50问》一书涵盖了"健康中国行动"中居民心理健康素养监测知识点，这部分核心心理健康知识适用于各类人群。在第一本之后，我们延续"50问"的体例，每一本书聚集一类人群（例如青少年）或领域（例如婚恋）。这是一套开放的丛书，我们会不断的"问"下去，分享生活中各方面的心理健康知识，也欢迎各位读者给我们建议，多多批评指正。

陈祉妍

2023年6月10日

推 荐 序

庚子岁初。新冠肺炎突如其来，武汉告急华夏震动。三镇封城决死抗疫，医疗挤兑一床难求。四万医护逆行驰援，奋不顾身可歌可泣。六十天后，终于控制了武汉和湖北疫情，迎来恢复开城。这次疫情虽然尚未结束，特别是正在欧美迅速蔓延。然而，到目前为止，我国取得的阶段性成功有力地证明中国人民和政府完全有能力承担重大考验。如此迅速地控制了疫情，令世界瞩目。

从抗击疫情的人民战争、总体战、阻击战一开始，心理所各个心理健康研究团队和灾害心理援助研究团队就满负荷地投入工作，通过网络远程支持在武汉医疗救治和社会管理工作，与武汉大型医院成立了心理援助工作站，也为高层决策分析社会心理状态，提出决策建议。三月初，在科学院的统一部署下，工作站领导、学术领头人和骨干专家奔赴武汉，一直在和那里的同仁一起工作，发挥了心理学应有的作用。

这次抗疫过程中，中央下发的所有文件都包含了要提供心理支持。奋战在一线的医护人员更是发现心理支持对帮助患者战胜病魔至关重要。很多患者自己则体会和总结出，良好的心态对他们康复起到了很大的作用。心理支持或者保持健康的心理状态已经成为治疗新冠肺炎和病后完全康复的必要因素。

以上这些实践再次告诉我们，党和政府高度重视和部署全民社会心理服务体系建设，促进全民心理健康是非常有远见的。在当前全国人民继续抗击疫情，同时努力恢复生产的重大时刻，尤其需要心理健康的知识和技术的支持。中国心理学正在为此努力。

心理健康与身体健康类似，不是一蹴而就的事情，需要从日常生活中逐步提升。首先就需要解决什么是心理健康的问题。陈祉妍团队新著《日常生活心理健康50问》非常好地满足了这个迫切的需求，是到目前为止让民众认识和提高心理健康素养最好的指导书。

疫情尚未结束，全民仍需努力。未来一定光明，更要健康心理！这个手册的出版，一定能有助于全国人民战胜疫情，实现更美好的人生，造福于民，有利于国。

张侃

发展中国家科学院院士

中国科学院心理研究所研究员

二〇二〇年三月二十六日

北京时雨园

前　言

　　我国正处于经济社会快速转型期，人们的生活节奏明显加快，心理健康问题日益凸显。普及心理健康知识、提升心理健康素养是提高全民心理健康水平最根本、最经济、最有效的措施之一。应对新形势，国家卫生健康委等部门联合发布的《关于加强心理健康服务的指导意见》《全国社会心理服务体系建设试点工作方案》等文件均提出要提高国民心理健康素养水平、提高心理健康核心知识知晓率。2019年7月，我国发布《健康中国行动（2019~2030）》，"心理健康促进行动"是十五项专项行动之一，该行动第一项结果性指标即"居民心理健康素养水平"，提出"到2022年和2030年，由当前基线值12%提升到20%和30%"的具体目标。虽然心理健康素养已经纳入国家健康政策指标体系，但是当前许多人对心理健康素养还感到陌生。

　　什么是心理健康素养？心理健康素养的最初概念是1997年澳大利亚学者焦尔姆（Jorm）从健康素养概念引申而来，指"帮助人们认识、处理或者预防心理疾病的相关知识和信念"。内容主要包括六个方面:(1)心理疾病的识别能力;(2)风险因素和疾病归因的知识和信念;(3)自助干预的知识和信念;(4)获得心理帮助的知识和信念;(5)有助于识别和了解正确求助的态度;(6)寻求心理健康信息的知识。后来,随着研究和实践的深入,学者们从不同角度对这个概念内涵进行了拓展。例如,2015年加拿大学者库彻(Kutcher)等将减少心理疾病的病耻感、增加心理求助的效能纳入心理健康素养的内涵;2019年挪威学者比约恩森(Bjørnsen)等提出积极心理健康素养的概念,认为不仅要关注心理疾病,更要关注正常群体的心理健康水平的提升。

　　我国对心理健康素养一词,由于翻译不同,也称为"精神健康素养""心理卫生素养""心理健康学识"等。不同的学者也有不同的理解,但多数支持心理健康知识、行为技能/习惯、态度/意识这三个因素是心理健康素养的主要成分。我们在梳理国内外心理健康素养相关研究的基础上,对焦尔姆经典概念内涵进行拓展,提出了心理健康素养的广义概念,它是指人们综合运用心理健康知识、技能和态度,保持和促进心理健康的能力。这一概念不仅关注心理疾病的预防与治疗,而且也重视促进心理正常群体的心理健康水平;不仅关注人们改善自身的心理健康状况,而且也重视对他人心理健康的影响。

　　心理健康素养日益受到世界各国的广泛重视,对促进公众心理健康水平起到很大作用。研究表明,心理健康素养影响人们是否愿意接受科学规范化的心理治疗以及能否坚持这种治疗，还影响心理疾病早期筛查的检出率，进而影响下一步确诊，是心理疾病早期识别和干预的先决条件。高水平的心理健康素养有利于心理疾病的早期识别，减少心理疾病的病耻感，获取及时有效的求助和治疗，并有意识地学习和运用更多心理健康技能，从事更多有益于心理健康的行为，从而有效提升心理健康水平。目前，澳大利亚、美国、英国、加拿大、德国等国家相继开展了心理健康素养干预活动，并取得了一定成效。

然而，我国心理健康素养的现状并不乐观。2018年年初，我们（中国科学院心理研究所国民心理健康评估发展中心）编制了《国民心理健康素养问卷》，开展了全国范围的心理健康素养调查，其中面向成年普通人群的调查收回有效答卷14895份，调查样本覆盖全国各省（自治区、直辖市）。调查研究发现，虽然总体上人们比较重视心理健康，具备一定的心理健康知识和技能基础，但是我国欠发达地区和低学历人群的心理健康素养过低，医疗卫生工作者、教育工作者等重点职业群体的心理健康素养有待提高，惊恐障碍、读写困难和疑病症等心理疾病的知晓率过低，全国公众心理健康素养达标率仅为12%。2019年澳大利亚学者李文静（Wenjing Li）和雷夫利（Reavley）对中国1997~2019年期间65项心理健康素养研究的元分析发现，公众在心理健康方面"不知患病"和"患病不治"的状况普遍存在，对抑郁症的识别率不到30%，对焦虑症和精神分裂症的识别率均不到20%；虽有超过80%的人们认为寻求专业的心理帮助有益，但是为解决心理健康问题而寻求专业心理服务的比例却不足40%；对于心理疾病的治疗，57%的人认为应该定期服药，但是超过60%的人认为药物有害。

心理健康科普工作是提升心理健康素养的主要途径。调查研究表明，科普培训后，人们心理健康素养水平显著提高。澳大利亚、德国、美国等国家研究表明，改变人们对治疗的态度是可行的，通过心理健康知识的普及，人们对心理治疗和药物治疗的态度会变得更加积极。因此，本书是在《国民心理健康素养问卷》的基础上形成的知识手册，供广大公众阅读参考。在本书的编写过程中主要把握三个原则：一是知识来源可靠，言之有据。书中知识点基于近些年心理健康领域的研究成果，而当研究者观点不一致时，我们力图依据代表多数研究（如元分析）或大规模样本研究的结论。二是关注维度广泛，内容丰富。不仅关注常见心理疾病的预防和干预，而且关注睡眠、压力管理、情绪管理等日常心理健康的促进。不仅关注成年群体的心理健康，而且关注儿童心理健康的保护和提高。三是尽量贴近生活，注重应用。本书主要选择公众日常关注和易于陷入误区的内容，在写法上通过一问一答的形式，尽量在语言上通俗易懂，并结合故事案例进行说明。

本书既可以作为单位开展心理健康促进活动的培训教材，也可以作为广大公众掌握心理健康知识、倡导科学健康生活模式的通俗科普读物。书中内容按主题分为几组，但每一篇内容之间相对独立，在顺序上可以按照自己的兴趣自由阅读。我们希望读者通过本书能够对心理健康知识更加了解，对心理健康的态度更加科学，采取更多有利于心理健康的行为，维持和促进自己与他人的心理健康水平，生活得更加幸福。

目　录

成人篇

儿童篇

◫ 目　录

成 人 篇

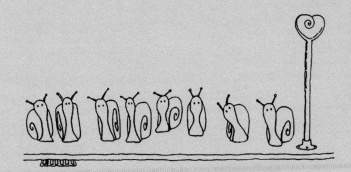

心理疾病的预防

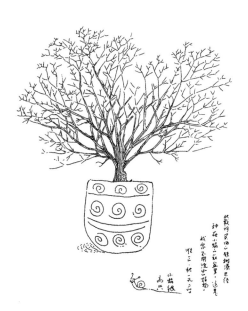

1. 适当运动可以减轻焦虑、抑郁等心理问题吗?

正确答案:可以。

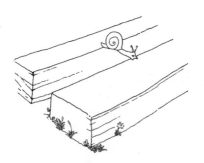

一住院朋友知道我很喜欢蜗牛,于是给我找了很多可爱的蜗牛图片,这幅是我最喜欢的,印象中也是心里最厉害的小蜗牛。☺

几个好姐妹在聊天。

小王说："我心情不好的时候就喜欢狂买衣服，可是买完了又后悔，好心疼。"

小李说："我心情不好的时候就喜欢吃零食，特别是蛋糕和巧克力。幸好我心情不好的时候没那么多，否则我早就成为大胖子了。"

小宋说："我心情不好的时候就喜欢打扫屋子、擦地、刷马桶，干完活整个人就舒畅了。"

小王和小李笑着对小宋说："这样，你什么时候心情不好，就来我们家帮着打扫屋子吧。"

这虽然是一个小小的笑话，但这里提到的方法确实有一定的借鉴作用。干家务这件事情能带来一定的运动量，虽然它不是典型的运动，但是运动量的增加有助于维护我们的情绪健康。

当然除了做家务，还有很多其他运动方式。有这样一个例子，一位妻子发现丈夫情绪低落、生活状态异常，担心丈夫患上了抑郁症，陪同他前来做心理治疗。经过心理测评和治疗师的诊断，她丈夫确实存在中度的抑郁问题。但是在谈话中，心理治疗师发现这位丈夫很难讲述自己的想法，很难表达自己的感受。如果要与他进行谈话式的心理治疗，恐怕病情康复会非常缓慢。

在全面的评估中，心理治疗师发现她丈夫在生活中有一

5

个很好的可以调控自己情绪的经历，那就是运动。他喜欢跑步，他发现如果自己每天坚持跑步，那么这段时间就不会出现太严重的睡眠或胃口方面的问题。生活各方面都会比较正常，工作上也会比较有干劲，能够维持正常的工作，去做该做的事。

但是在一段时间里，无论是因为工作繁忙，还是自己偷懒，如果他连续好几天没有去跑步，状态就会有波动，不仅睡眠受到了影响，而且在待人接物方面也变得困难，很多事做起来都感到更加辛苦。这位丈夫很少会描述自己的情绪，直接询问时，他也很少会回答："我觉得心情沮丧"，反而经常会说："我觉得没什么""还行""还可以"。

妻子介绍说，事实上，她丈夫无论在工作中还是在大家庭的人际关系中都承受着很多压力，甚至是各种各样的误解，这可能是他抑郁的来源。妻子为丈夫的状态感到担忧，说起来就想哭，但是丈夫却表现得很平淡。妻子也许是一个好的谈话对象，但是丈夫却不是。

在这种情况下，治疗师为丈夫推荐了运动的处方，这对于维护和改善他的情绪非常有帮助。具体的运动有很多类型，比如跑步，有的人在发现自己一段时间睡眠异常、情绪状态消极后，会坚持一段时间的跑步。从刚开始每一次跑步都腰腿酸痛，到后来能够持续数公里，并且跑完之后浑身舒畅，再到慢慢地越来越喜欢跑步这样的运动。这不仅仅带来了睡眠和情绪的改善，甚至连身体上原来容易有的一些小毛病也消失了。

运动对于心理健康的维护作用，其实得到了很多科学研究的证明。2018年，《柳叶刀》刊发了一篇基于数百万人的研究，证明运动能够有效地改善抑郁、应激等问题。而且发现对心理健康最有益的运动类型是团体类、集体类运动，运动的最佳频率是每周3~5次，每次运动的最佳时长是45~60分钟。后来的进一步研究也发现确实如此。

运动对于情绪有很大的改善作用，特别是中等强度的无氧运动。虽然最佳的运动时间接近一个小时比较好，但是即使是短到10~30分钟的运动，也可以对情绪带来显著的改善。我们都知道，人们在工作压力或者生活压力比较大、情绪烦恼比较多的时候，会很容易放弃生活中一些健康的方式，并且容易干扰到睡眠、饮食和运动。此时，人们可能会暂停原有的运动习惯，但是这样可能会开启了一个负面的循环：随着压力的增大，人的运动量会减少，而随着运动量的减少，消极情绪积累会更多，又会进一步地带来压力感知。所以如果这个时候有意识地运动，可以有效地打破这种恶性循环。

为什么运动可以改善情绪健康和整体的心理健康状况呢？因为运动会促进人体内部分泌内啡肽、儿茶酚胺等神经递质，改善人体中枢神经的调节能力。与此同时，运动还能够引起骨骼肌发生改变，有助于消除体内的一些犬尿氨酸，也因此有利于预防和减轻抑郁症状。所以运动对于人的心理影响是有神经系统基础的。

运动不仅能够改善抑郁患者的抑郁症状，而且可以降低未来的复发率。在我们刚才提到的例子里，如果这位丈夫能够坚持运动，并且总结出经验，发现自己出现一定的情绪症状时，就主动增加运动，那么他就有可能防范各种不良情绪的积累，避免产生抑郁的复发。所以运动疗法，或者说运动的处方，也是药物等治疗方法的有效补充。

研究显示，运动不仅有利于改善情绪症状，而且能够改善人的认知功能。也就是说人的注意力、记忆力等方面都可以通过规律性的运动得到维护和改善。因此运动对于心理健康的帮助作用并不仅仅限于焦虑、抑郁等情绪问题。例如，精神分裂症往往存在着认知功能方面的损害，而规律性的运动有利于改善精神分裂症患者的认知功能，所以也是一种比较有效的辅助方法。

此外，持续的运动也会改善一个人的自我概念，也就是一个人对自己的评价和看法。我们无论是否真的在坚持运动，通常都认为运动是一个好习惯，坚持运动对身心健康有好处。所以如果一个人能做到坚持运动，在内心他就会为自己点赞，觉得自己能够坚持一种健康的生活方式，自己是一个有毅力的人。这样也会提高人的自我价值感，增强自信心，从而改善人的整体心理健康。

所以我们需要在日常的生活中注意保持规律性的运动。当生活中出现了一些挫折、变化的情况时，更需要有意识地增加或恢复运动，从而维护自己的心理健康。了解到这个知识会帮助更多人用可靠的方法主动预防和缓解各种心理疾病。

2. 焦虑不安等消极情绪有害无利吗?

正确答案：不是。

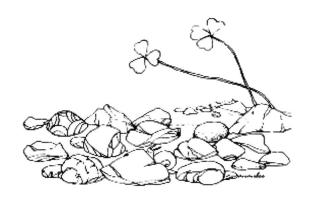

有一天医院里来了一位特殊的病人，是一位小男孩，他的病因是发高烧。医生检查发现这个男孩竟然没有痛觉，他的手上绑着纱布，鲜血隐约从纱布中渗出来，嘴唇上有多处旧伤疤，还有尚未愈合的新鲜伤口，细问之下才发现这些伤口竟然都是小男孩自己咬破的。家人说自从小男孩长出牙齿后，他就经常将自己的嘴唇咬破，后来还会啃伤自己的手指头。

我们常常感到焦虑、不安、沮丧、抑郁，这样的情绪在生活中给我们带来了太多的痛苦。要是没有这些情绪该多好，这就像我们希望人的身体永远没有痛觉一样。小男孩的故事提醒我们，虽然痛觉带给我们很多不适，但是痛觉的存在的价值是为了保护我们，使我们更好的适应生存。同样，我们的负面情绪也有着适应生存的价值。

如果我们生活在一个没有疼痛的世界里，摔伤了不会疼，流血了也不会发现，这会给我们的生命带来极大的危险。类似的，如果没有了恐惧、愤怒、焦虑等各种负面情绪，我们也会缺少很多重要的信号，因而无法有效地回避危险，调动能量，应对这些问题。

不同的消极情绪有着它们各自适应生存的价值。焦虑和恐惧之间有着较近的联系，焦虑往往是我们针对未知的不确定的危险产生的负面预期，而恐惧则是针对相对来说很具体的危险产生的负面预期。当人处在恐惧的情绪下，心跳加快，呼吸加快，会调动身体的能量，有助于更迅速地逃跑和更有力地战斗。这就是对于恐惧的反应：僵住、战斗或逃跑！

在遇到危险的时候，交感神经系统会变得兴奋，副交感神经系统也会相应地产生变化。例如，在逃跑的时候，很多动物会排泄大小便，这种反应有助于减少身体的负荷，也是一种适应性生存。在巨大的压力下，我们人类除了心跳、呼吸的反应，也会产生消化器官的一些反应，如闹肚子。这些反应是不愉快的，所以有人会形成这样的误解，认为消极情绪是有害的。

然而，消极情绪的存在指向着我们需要解决的问题。耶克斯－多德森定律告诉我们，适宜的焦虑水平有助于我们更好地发挥自己的能力，获得最佳的成绩。这一定律指的是焦虑水平和我们的成绩发挥之间是一个倒U型的曲线，如果我们以焦虑水平为横轴，成绩表现为纵轴，在焦虑水平较低的时候，成绩水平也较低；在焦虑水平升高到中等的时候，成绩水平达到高峰；而焦虑水平进一步升高时，成绩又会下落，由此形成一个倒U型。也就是说，中等程度的焦虑最有利于人发挥水平。

但具体的中等焦虑水平还要因活动内容而定，相对来说，较大的肌肉活动，如跑步，需要更高的兴奋水平；而一些更精细的活动，如穿针引线，则需要处在低一些的兴奋程度。所以对于不同的活动，适宜的焦虑水平是不一样的。

可以说，焦虑有时也会发挥它的促进作用。那么，假如我们错误地认为焦虑不安等消极情绪都是有害的，过于排斥各种消极情绪，可能带来什么问题呢？

第一，如果认为焦虑情绪都是有害的，反而有可能增加焦虑的情绪。在生活中存在各种各样的压力，由此产生焦虑不安是可以理解的。但如果一个人认为自己产生这样的情绪是不对的，就会反过来进一步责备自己，认为自己不能很好地控制情绪，是无能的、失败的，因此又会加强自己的焦虑水平。而这种焦虑与最开始因生活压力而带来的焦虑不同，是对焦虑的焦虑，也是一种由于错误观念产生的病态的焦虑。因此，认为焦虑情绪有害无利的第一个弊病是有可能增加焦虑的情绪。

第二，如果认为焦虑情绪都是有害的，就会过早地采取过度的方式去避免焦虑。例如，很多人在重要场合演讲时可能会有些紧张不安，而这种适度的紧张不安并不会对演讲产生明显的影响。然而如果一个人认为这种程度的焦虑不安是不应该的，就可能在行为层面出现各种不良的应对，如过度准备，由于担心自己忘稿而反复背诵，耽误了其他的活动。同时人在过度准备的时候，焦虑也在进一步强化。还有的人可能会因为这种焦虑不安而想要去回避，带来进一步的问题。因此，认为焦虑不安的情绪有害无利带来的第二个弊病就是可能引发不适应的病态行为。

第三，当一个人过于想要去减少消极情绪时，就有可能会降低自己情绪的觉察能力。他可能在主观上力图保持情绪稳定，将注意力转移到其他方面，避免让自己体会到情绪上的任何不适。但长此以往，会造成对负面情绪的觉察能力降低，这并不能使人有效地主动地调节情绪，被忽视的负面情绪可能积累成为身体的病痛。同时被忽视的负面情绪往往对应着一些现实生活中的问题。当情绪被忽视时，这些问题也可能无法得到及时处理，甚至累积成为更严重的问题。

第四，当一个人认为消极情绪有害无利，而力图压制情绪的时候，压制的并不仅仅是消极情绪，也可能包括积极情绪。因此，这个人可能会情绪相当稳定，但是并不快乐，因为把消极情绪关闭在心门之外的同时，积极情绪也被关闭在外了。他的幸福感可能更低，同时与创造力、活力有关的各种积极情绪也会受损。

第五，如果过于否认消极情绪存在的价值，还可能带来人际交往中的问题。当我们不能够接纳适度的消极情绪时，也会否认感知别人身上的消极情绪，从而减少我们理解、分担他人痛苦情感的能力。试想如果有一个情绪非常稳定的人，当你因为生活陷入困境而焦虑时，他说，没事，挺好的；当你遭遇生活的重大打击而感到悲伤时，他也说，没事，挺好的。那么你如何能够和他建立亲密的关系，如何能够信任他和他成为好朋友，或者是成为恋人？对于负面情绪的回避和压抑，是损害关系质量的一项心理特征。

因此，焦虑、不安等各种消极情绪都有其存在的原因，我们需要学会区分。适度的消极情绪是生活的一部分，而过度的病态的消极情绪才需要我们用科学的方法去调整。

3. 比起突然的创伤打击，日常持续的压力对心理健康的影响很小吗？

正确答案：不是。

小静是一名遇到异性就紧张的女生，即使是遇到同班同学，她也会心怦怦乱跳，局促不安，不知道该说些什么。她的眼睛总是不敢看对方，甚至有时候紧张得头都有点发晕。

小静来到心理咨询室，向心理老师讲述自己的苦恼。心理老师问她，你觉得这个情况与你的成长经历有什么关系吗？小静思来想去，说："在我小时候生活各方面都很正常，但我记得有一次放学路上，有个陌生的男人一直跟着我，还说一些奇怪的话，为了躲开他，我跑了好几百米，吓得心怦怦直跳。那种害怕的感觉现在还能想起来，会不会是这件事情的影响？"

小郭是名牌大学的研究生，但是他在人际交往上也有着严重的困难。和小静不一样，他并不感到紧张，使他苦恼的是为什么别人都不和他亲近，尽管他努力展现自己的各种才能，尽管他的学习成绩不错，在课堂上还经常提出一些出人意料的问题。他主动为同学服务，积极参加集体活动……尽管他做了那么多努力去展示自己的优点，却发现似乎没有任何女生喜欢自己，同学中谁都和自己不亲近。小郭来找心理老师讨论自己的问题。心理老师对他说，一个人成长的经历对人的心理影响很大。而小郭说，我在成长中没有遇到过任何的创伤。我的家庭生活一直很好，父母都非常重视我关心我，父母的婚姻关系也很好，我真的不觉得我的成长中有任何问题。真的不知道现在同学们不喜欢我，究竟问题在哪里？

上面两个例子体现了人们常有的一种归因倾向，即认为生活中异常的事件可能是造成心理健康问题的主要原因。例如，在一些案例中，儿童早年遭受性侵犯，后来在亲密关系、人际信任、自我评价等各方面产生了困扰，甚至达到临床上心理疾病诊断的程度，人们常会归因于早年的那次性侵犯。但事实上，在小静的例子里，并不是单次的性骚扰事件带来了心理健康问题，而是在那之后，她成长的环境多方面发生了改变，各方面的压力叠加起来导致了成长轨迹的转变。当小静跑回家，把路上遇到的事情告诉妈妈的时候，妈妈对这件事感到很紧张，对小静保护得更严了，要求小静放学之后直接回家，尽量减少和外人的接触。同时，妈妈的言行中还传达出对异性的警惕，让小静感到异性可能是危险的，会给自己带来伤害。妈妈的言传身教对小静每一天的影响远远大过单次事件的影响。

在小郭的例子中，小郭描述的家庭似乎没有什么问题。通过更多了解，咨询师却发现，虽然在小郭的成长中没有任何突然、明显的创伤打击，但小郭成长在一个心理需求受到压抑、忽视的家庭环境里。父母总是对他说，只要你学习好了，将来什么都会有的。在这样的成长过程中，小郭玩耍的需求、个人的兴趣，始终被忽视和压抑。一切都要为了学习成绩而牺牲，对小郭来说已经成为了习惯，他甚至不觉得这有什么不正常。

直到他读了研究生，达到了父母对他学业的要求，小郭才意识到，他已经学习好了，但并不是什么都会有的。长期在一个忽视孩子情绪和感受的环境中成长，给小郭带来的影响是他不但不能觉察和恰当表达自己的情感与需求，而且他也像自己的父母一样，习惯性忽视别人的情感与需求。难怪身边的人都很难和他亲密起来。

人们在生活中常常容易把突然发生的异常事件与后续的心理健康状况联系起来，认为是突然的创伤打击导致了心理健康的降低。但实际上人们最容易看到的原因往往并不等于真正的主要原因。遇到突然的创伤打击时，人们的反应会影响后续的日常生活轨迹。不是突然的创伤打击本身，而是创伤带来的生活常规的变化影响更加深远。冰冻三尺，非一日之寒。在我们的成长过程中，日复一日的家庭环境、父母的言行和态度对孩子的影响远远超过单次偶发事件的影响。当我们观察到单次偶发的事件对孩子产生影响，也往往是通过影响父母养育方式、家庭环境、孩子的生活常规，进而影响到孩子的心理健康。

成年后，日常持续压力的影响也仍然不可忽视。研究显示，日常持续的麻烦侵扰比大的生活事件更能够预测人未来的心理健康状况。在很多情况下，我们看到的让人崩溃的事件，其实是压垮骆驼的最后一根稻草，并非主要原因。之所以人们会更容易注意到单次事件的影响，也可能是由于长时间存在的日常压力如同温水煮青蛙，令我们缺乏警醒。事实上，日常慢性的压力对我们身心健康的影响比我们注意到的更加广泛：它不仅促发焦虑、抑郁等情绪问题，也对人的注意、记忆等认知功能产生不良的影响；除了增加心理疾病发生的可能性，也会增加多种生理疾病的风险。

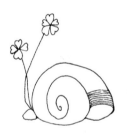

4. 大部分心理异常问题的主要原因是
遗传吗？

正确答案：不是。

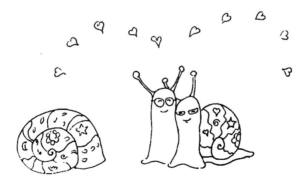

　　小安和小康是一对双胞胎。两个孩子长得十分相像，而且从小非常聪明，父母对孩子也有很高的期望。但是母亲在管教孩子方面非常严厉，有时甚至喜怒无常。小康曾说，想要长大做一名画家。母亲担心艺术类的工作不够稳定，所以不接受小康有这样的职业愿望。她多次软硬兼施，要求小康放弃业余爱好，专注在主科学习上。然而小康在高中阶段出现了一些异常的情绪和行为表现，经医生诊断为精神分裂症。听说精神分裂症是受到遗传影响的，他们的父母不仅为小康的患病非常焦急，而且同时担忧着小安会不会也出现同样的精神症状。但十年过去后，小安顺利升学、毕业、结婚生子，未出现父母担忧的情况。而小康遵循医嘱坚持服药，症状也得到了良好的控制。虽然没有完全达成自己的理想，但是也从事着与自己兴趣相关的绘画工作。

　　小安和小康是同卵双生子，遗传基础是完全一样的，但是最终一个发病，另一个却健康无恙，说明遗传之外的因素有更大的影响力。在各类心理疾病中，遗传率最高的是精神分裂症。但即使是精神分裂症，遗传的作用也在于加大发病风险，而仍然不是发病的主要因素。有研究显示，如果一级亲属（包括父母、子女和兄弟姐妹）中有人患有精神分裂症，个体的患病风险为6.5%；若同卵双胞胎中其中一方是精神分裂症患者，另一方则有超过40%的患病风险。

　　心理疾病的发生受到遗传和环境的影响，而在遗传和环境因素之间存在着交互作用。遗传因素指的是遗传基因上的风险因素或脆弱因素，家族中的血亲患病是遗传风险的一个标示信号。一个人具有遗传上的风险，但是否会发生心理疾病则受到环境的调节影响。行为遗传学研究发现，MAOA基因影响个体对环境压力的易感性，携带短链MAOA基因的个体在相同的环境下比携带长链的个体更易出现心理疾病。但遗传上存在脆弱因素的个体，如果在良好的养育环境中成长，发生心理疾病的比例并不很高。对应的，遭遇不良的养育环境，但先天的遗传条件上脆弱因素较少的，也不易发生心理疾病。心理疾病的发生，是遗传的脆弱因素与环境的不利因素共同作用的结果。

近年来，科学家对于人类基因的认识有了很多进展，但在厘清特定基因与心理疾病的关系方面还有很长的路要走。就目前与心理疾病关联密切的基因研究发现来说，其应用价值主要在于：如果能够及早评估一个人在基因上的脆弱性，即患某种疾病的风险，就可以更早开始有针对性的疾病预防。而这一预防工作的一项重点在于构建和选择有利健康的环境，采用健康的生活方式，避免促发相应疾病的风险行为。影响心理疾病产生的环境是多层次的。最直接和重要的是一个人成长的早期家庭环境。随着人的年龄增长，接触到的家庭之外的环境越来越丰富，学校、同伴、邻居等对学龄期的儿童的心理成长开始发挥重要的影响。放到更大的框架里来看，无论家庭、学校都是在社会的大环境之下，受着社会的影响。

社会文化环境通过媒体也通过直接影响个人的家庭、学校、工作等环境，影响着个人心理发展。因此，从维护心理健康、预防心理疾病的角度来说，遗传风险并不能注定一个人是否会患上某种心理疾病，而建构更健康的促人成长的环境则大有可为。

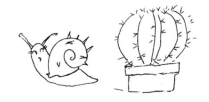

5. 一般来说，一个人不记得的事情对于他的心理影响就很小吗？

正确答案：不是。

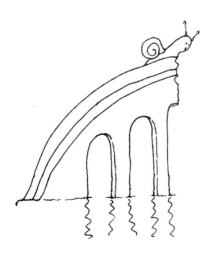

男生小文常常重复地做一个梦，在梦里他看见满天的星星，非常明亮，然后星星突然坠落，向自己迎面扑来，一阵强烈的恐惧把他惊醒。

最近一段时间，他因为焦虑、睡眠障碍和人际交往上的困扰来到了心理咨询室，心理咨询师与他深入地谈到他的成长经历。在他的成长中，他并不记得家人责打过自己，但是他的亲友、邻居都曾经告诉他，在他小的时候，他的爸爸几乎每天都会打他，有时还打得非常厉害。

在心理咨询师的解读下，小文突然对自己常常重现的噩梦有了新的理解。原来梦里向自己坠落的星星并不是来自于任何关于流星雨之类的想象，而是来自童年的创伤，那些明亮的向自己坠落的星星，很可能是来自于父亲责打自己时，自己眼冒金星的经历。可是即使如此，他也完全记不起自己当时被打过的任何一件事情，也不能记起当时父亲怎样打自己，自己当时又是什么样的感受。

在小文的例子里，童年多次被责打的经历是会带来深刻创伤的。在面对非常痛苦、难以消化的现实时，人的心理会产生很多防御机制。其中一个基础的防御机制，叫作压抑。所谓压抑，是指把信息、愿望保存在无意识层面，而不让它在意识层面浮现。

精神分析的学者认为，压抑是遗忘的一个主要机制。很多人都会像小文一样，想不起来童年时一些不愉快的事情，这些不愉快的事情包括突发的创伤事件，也包括对自己而言不太能够接受的自己的过错等。但是这些事表面上被遗忘，并不等于其心理影响就不复存在。这些事件仍然存在于无意识之中，并且发挥着深远的影响。在小文的例子里，早年被父亲责打的恐惧、不安的情绪没有得到良好的消化，因此仍然会通过噩梦来展现。

虽然意识层面并不记得，但这段成长经历既影响着小文的情绪调控能力，也影响着他在人际交往中的模式。在情绪调控方面，小文对于有些压力表现得非常敏感，比周围的人更容易出现过度的焦虑，甚至情绪崩溃。在人际交往中，小文常常会突然爆发一种不安，压制自己本来想说的话、想做的事，仿佛担心对方会像父亲一样，突发脾气惩罚自己。即使在相对安全的、鼓励他表达自己的人际交往中，小文也常常会压抑自己，感到局促不安。

我们知道婴幼儿时期的很多事情，人是不能够清晰回忆的，也就是不记得。但是，恰恰这些早期事件、这些早期成长环境，对于人的心理有奠基性的影响。到了幼儿园、小学阶段，大部分人都会有很多的回忆，如果一个人对这阶段发生的事情几乎完全没有记忆，这往往提示着创伤的存在。之所以不记得，较大的可能性是因为童年时期较不愉快，所以心理上自动启用了压抑的机制，减少不愉快的童年对自身心理的直接侵袭。

人在成年后遇到一些极端的情况，不记得一些事情，往往也是因为强烈的创伤。例如，经历、目睹创伤或者自身经历威胁生命的事件，即使大脑没有受到外力冲击，也可能产生暂时的遗忘，不记得发生了什么事情。这种遗忘也是由于事件冲击带来的情绪太强，如果不启动心理防御机制，人可能会崩溃。被遗忘的事件往往难以直接处理，但仍然对心理产生着多样的影响，包括噩梦、意识层面的不安、注意力涣散等。通过心理治疗，能够触及这些事件的影响，从而真正修复深埋在心底的创伤。

如果误以为一个人不记得的事情对他的心理影响就很小，便可能会遗漏一些重要的创伤对人的负面影响。

6.

看车祸、灾难现场的照片，或听当事人讲述灾难，可能造成心理创伤吗？

正确答案：可能。

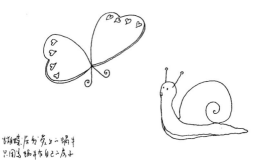

蝴蝶把自己变上一蜗牛
只因这蜗牛有自己一房子

保罗是一名记者，有时他会去前线参与第一手资料的采集和报道，有时会在电视台的办公室里汇集、整理和编写同事们从各地发来的素材。保罗说他曾猝不及防跌入心灵的深渊。

2001年9月11日，震惊世界的"9·11恐怖袭击事件"发生在美国纽约，近3000人不幸遇难。保罗当时还是一名实习记者，在部门领导的安排下，他在工作间没日没夜地工作，努力将最新信息如实展现给世人。

那段时间，保罗埋头在铺天盖地的一手资料里：飞机撞向双子塔的瞬间、路人的尖叫声、大楼坍塌席卷四周的灰烬、一具具面目全非的尸体、遇害家属痛苦的面孔、残躯般的建筑残骸……保罗为这样一起恐怖事件夺去了那么多无辜的生命而愤恨，同时他也感受了前所未有的心理痛苦。茫然、愤怒、恐惧、焦虑……多种复杂的情绪交织在心头，他睡不着觉，吃不下饭，这种痛苦让他感到不知所措。即使"9·11事件"过去了半年，保罗内心依旧非常痛苦，一闭上双眼，那些可怕的画面就"历历在目"，这是为什么？

在朋友的建议下，保罗去看了专业的心理治疗师。心理治疗师告诉他，间接经历"9·11事件"可能给他带来了心理创伤，他需进一步接受心理援助，帮助他康复。

所以心理创伤并不像我们以为的那么遥远，即使没有亲身经历，看了灾难的报道和照片也可能会对人的心理造成创伤，即心理创伤中的间接创伤。

心理创伤指我们在生活中遇到严重压力或痛苦事件后，在心理层面产生挥之不去的伤害。个体感觉非常痛苦，痛苦的程度已经超出了承受范围。心理创伤的成因分为生理和心理两类。生理成因指的是生理方面的实际伤害，间接对心理也产生了伤害，例如，以前经历过火灾受了伤，心理上也特别惧怕火。心理成因指虽然生理方面没有受到实际的伤害，但是痛苦经验却直接在心理上留下阴影。事故、灾害、暴力侵害、强奸、欺凌、失恋、失业等事件都可能造成心理创伤。

心理创伤中除了直接置身其中导致的创伤，还有间接创伤，或叫二级创伤。二级创伤指人们听亲身经历创伤的人讲述、看创伤事件相关的资料或信息时感受到强烈的内心痛苦和冲击，这种影响通常也会造成心理创伤。但是不同的人易感性不一样，不是所有听过讲述、看过照片的人都会产生心理创伤，而是有一部分人会受到较大影响，需要接受心理干预。急救员、医生、护士、精神卫生工作者等职业由于工作中可能更多地接触创伤事件，所以更容易出现二级创伤。

心理创伤的后果不仅包括创伤后应激障碍、抑郁等，还会增加生理疾病的患病风险。遭受心理创伤的人群更易患上心血管疾病、糖尿病、肠胃功能紊乱等生理疾病。由于创伤对注意力、睡眠和自我调控的影响，遭受创伤的人群也更容易发生事故。

如果没有意识到可能影响心理创伤的因素，不知道人们接触创伤相关资料可能会留下心理阴影，就有可能忽视对个体的保护，给个体留下心理创伤。有些职业必须接触这类相关资料，如果忽视了这个风险，也会忽略建立相关保护机制。

小贴士

通常容易引发心理创伤的事件：

1.经历过灾难，如地震、森林火灾、飓风、洪水；

2.经历过严重的事故，如非常严重的交通事故；

3.曾亲身到过正在打仗的地方（非游戏、电影等虚拟场景）；

4.曾经在家里狠狠地被打、被推或者被踢（不包括兄弟姐妹间的正常玩闹打斗）；

5.看见或听说过你的亲人或朋友因暴力、事故、灾难、自杀而死亡或严重受伤；

6.曾经被暴打、枪击、威胁或者受到严重的伤害；

7.看到过别人被暴打、枪击或被杀，看到过尸体（不包括在葬礼上）；

8.当病得很严重或者严重受伤时，曾在医院接受痛苦的、让人害怕的治疗；

9.在你不愿意的情况下被人触碰性器官；

10.在你不愿意的情况下，被迫与某人发生性关系；

11.曾有你亲近的人去世。

---

7. 老年人加强社交活动有助于减缓大脑功能衰退吗？

正确答案：是的。

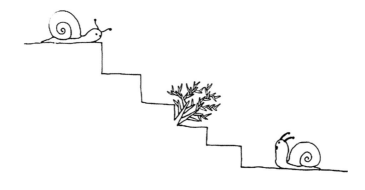

　　张奶奶的丈夫去世早，儿女都在外地工作，她常年都是一个人居住。但儿女对张奶奶一直都很放心，认为她想得开，把自己的日常生活安排得很丰富。虽然年过六十，她经常和老朋友出去跳广场舞，兴致一上来，还自己报团旅游，可谓是走遍了祖国的大江南北。

　　不过，人年纪大了，身体上难免有点毛病。一年冬天，张奶奶自己在家干活的时候不小心摔了一跤，休养了很久没有出门，当然跳舞也停了下来。这段时间，张奶奶的几个好朋友也搬走了，有的出国探望儿女，有的去长期照料高龄老人。如此一来，张奶奶越来越不愿意出门，整日一个人在家看电视。

　　渐渐地，儿女发现张奶奶有些"糊涂"了。她出门坐车经常坐过站，在家总忘记东西放在哪里。有一次儿女顺路来送桶菜油，发现张奶奶正因为买菜回来找不到门钥匙坐在家门口。她心情变得消极，脾气也越来越暴躁。儿女意识到母亲的心理健康出了问题，反复做了张奶奶的工作，将她接到身边照顾。他们在网上查到社交活动能延缓老年痴呆，就经常鼓励老人出门走走。正好社区志愿者协会招募低龄退休老人，在儿女的支持下，张奶奶就报了名，每个月都会参加各种公益活动。慢慢地，张奶奶不仅成了社区里出名的热心人，而且自己的身心状况越来越好。

　　社会交往能影响人的认知功能，老年人也不例外，老年人在社会生活中的交往对他们的认知功能是有好处的。社交活动能够让大脑更加活跃，能够让大脑的神经细胞更加丰富。而且老年人年纪越大，脑萎缩的可能性就越高，社会交往则能够缓解脑萎缩。有研究显示，独居、与他人交往少、没有可信赖朋友的老年人，其痴呆患病率显著高于其他老年人。

老年人的社交生活有其自己的特点。退休以后，由于不再需要承担工作上的角色，大多数老年人的社交有了更强的自主性，而不像在工作岗位上有一些必然的联系需要保持。由于这种自由度，老年人更可能去选择参与自己喜欢的社交活动，而放弃那些不喜欢的社交联系。

国内外研究普遍发现，老年人的幸福感高于其他年龄段。研究者认为，在人际交往中可以拥有这样的自由选择，可以回避自己不喜欢交往的人，可能是老年人幸福感的一部分原因。但是，自由往往也意味着需要一定的智慧才能驾驭，如果生活事件干扰了原来比较喜欢的人际交往，就需要有意识地积极重建。

在张奶奶的例子里，她由于身体患病，好朋友搬家等原因。一方面缺少了原有的习惯的生活联系；另一方面也由于身体的限制，减少了出门频率，导致她的社交关系减少，生活越来越孤独。而孤独在各个年龄段都是一种压力，在儿童期和老年期，对于大脑功能有明显的不良影响。在这种情况下，张奶奶需要及时地采取措施，补偿替代原有习惯的社交网络。这种补偿替代，对于老年人生活来说是一种重要的应对方式，因为在老年阶段，除了社交功能、社交圈子的变化，还可能会出现其他生理功能等方面的减退，如果不采取积极的应对措施，社交活动可能会越来越少，生活的范围、生活的乐趣也可能会有所缩减。

而替代补偿指原来喜好的活动如果由于各种原因受到了阻碍，则需要通过找到其他的替代方式，或者通过借助外力来补偿。例如，老年人的视力可能下降，而如果没有找到其他的替代方式，就可能影响各种信息的获取，那么配上老花镜，或者转向听语音的方式，就可以继续获取自己原来感兴趣的新闻、时事等信息。

在张奶奶的例子里，她在得到家人的支持后，参加了志愿者小组，重建了她的人际关系，这就是一种很好的替代。

张奶奶原来经常参加的广场舞，对于身心健康有积极的作用。一方面能够带来一定的身体活动量；另一方面能够愉悦情绪，促进人的整体身心健康，同时这也是一个社交活动。而张奶奶后来参加的志愿者活动，能够满足这几种需求，有利于身体活动量、社会交往，并能带来积极情绪的类似活动，对大脑的功能有较好的保护作用。

如今空巢老人增多，孤独感成为困扰老年人的严重问题，如果我们了解这一知识，作为儿女，除了多回家看看，还会想到为老年人提供社交活动的机会、加强社交活动的意识。更注意那些能够对老年人起到支持作用的活动，才能减缓老年人大脑功能衰退，促进健康老龄化。

8. 积极健康的生活方式有助于预防老年痴呆症吗？

正确答案：是的。

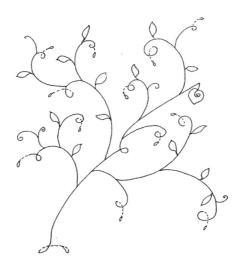

老年痴呆患者的一天：

记不住家里的人

出门后找不到回家的路

做饭总是忘了关燃气

刚吃了饭又说自己肚子饿

怀疑家人要害自己

怀疑老伴出轨

怀疑家人偷走了自己的银行卡

半夜吵闹不睡觉

上厕所不解裤子

突然大哭和大笑

……

听起来有些耸人听闻，这是老年痴呆吗？老年痴呆不应该是老人渐渐丧失记忆，变得呆滞吗？不，老年痴呆的病症非常多样，会给周围人带来极大的困扰，一方面是生活自理出现问题，更痛苦的是老人可能性情大变，照顾老年痴呆的老伴也会感受痛苦。

神经科学家和作家丽莎·吉诺瓦在2017年的TED上做了《预防老年痴呆症的方法》的分享，她提出"把健康和不健康的因素放在老年痴呆疾病天平的两端，一边是有利于预防的，一边是致病的"。

那么让你致病的那一端都有什么呢？它们是睡眠不足、

缺乏有氧运动、吸烟、久坐、不健康饮食等。

研究显示，在美国缺乏锻炼是增加个体患老年痴呆症风险最严重的可变因素，占老年痴呆症风险的21%，排在第三位的是吸烟。

可见，积极健康的生活方式有助于预防老年痴呆症。

老年痴呆症主要是由于脑中的蛋白质沉淀，造成脑细胞死亡所引发的脑部病变，早期的症状包括记忆变差，对什么事情都缺乏兴趣，有些甚至伴随抑郁的症状。年龄越高的人，患老年痴呆症的概率就越高：年龄每增加6.3岁，老年痴呆症患病的概率就会倍增，60~64岁的发病率约1.5%左右，但到了90岁会接近40%。虽然年龄是老年痴呆症的主要风险因素，但并不是我们只能坐等大脑衰退而无计可施。及早发现老年痴呆症并进行干预能够有效延缓疾病进程，而更有效的是选择积极健康的生活方式，防患于未然。

那么积极健康的生活方式有哪些呢？具体包括：

1.规律的生活起居；

2.合理的饮食；

3.适当的运动与锻炼；

4.充足的睡眠；

5.定期参与社交；

6.经常动动大脑；

7.保持学习与思考的习惯，如计算、阅读、写信、背诵、听音乐会和观看戏剧等。

了解这些知识，有助于我们采取有效的方式预防老年痴呆症。

小贴士

老年痴呆八大警讯

建议若出现任何一项警讯，应引起关注并及时就医：

1.判断力出现问题（如做决定困难、思考障碍等）；

2.兴趣减退、爱好改变、活动减少；

3.不断重复同一件事（如总是问相同的问题，重复讲同一件事或同一句话等）；

4.学习使用简单日常工具、家用电器等有困难；

5.记不清当前月份或年份；

6.处理复杂的个人经济事务困难（如忘记如何存取款等）；

7.记不住和别人的约定；

8.日常记忆和思考能力出现问题。

心理疾病的识别

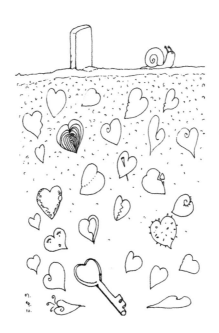

1. 一个人有没有心理疾病,是很容易看出来的吗?

正确答案:不是。

一对夫妻各怀沉重的秘密生活在一起。

早晨，妻子先起床，微笑着和丈夫道早安，去厨房忙活早饭。

丈夫这时候也起了床，先是坐在床上发了会儿呆，直到妻子叫他起来吃饭，他才赶忙走到卧室的一角，表面上这是他放领带的地方，但实际上这里藏着他的秘密，连妻子都不知道。妻子的脚步声近了，他连忙拿出东西吃完，把领带胡乱围在脖子上，然后果不其然，听到妻子的抱怨：怎么起的这么晚。丈夫皱了皱眉，想说什么又压抑住了。

坐在饭桌前，妻子看到丈夫乱糟糟的头发，杂草般让她烦躁，又看到他越来越大的肚子，油腻腻的脸，还有领带，唉，领带怎么又是这样！她终于忍不住念叨起来，从个人卫生说到他每天越来越少讲话，最后又说到自己身上，装作不经意地讲自己最近老是心慌、恶心。结果丈夫大声地打断她："哎呀，那都是更年期，过去就好了，想这么多干吗！"然后又沉默了。

妻子饭也不吃了，快步走到卧室，把门反锁。

卧室里，妻子终于不再保持着微笑，想："就这样吧，他这样的人怎么会理解我在想什么。"然后打开藏在婚戒盒子里的药片，仰头喝下。

她不知道的是，饭桌前的丈夫，正在握紧拳头，努力隐藏自己的脆弱。

他们各自的秘密到底是什么呢？直到有一天，他们同时在同一家心理诊所相遇，才真相大白。原来，这对夫妻都患有抑郁症，而且服用同一种药物，最令人惊讶的是，他们将药物藏在同一个卧室的不同的地方，但是始终都没有发现对方的异常。

这个故事告诉我们，在日常生活中，即使亲如夫妻，也很可能看不出对方的心理疾病。例如，歌手兼演员乔任梁自杀事件，在他过世后，许多朋友才知道他已遭受抑郁症折磨多时。很多心理疾病是从外表看不出来的，但身处其中的人却备受煎熬。

另外，在特殊情况下，有些人装作有心理疾病，来实现某种目的，这也很难被人发觉。比如，战国时期的孙膑遭朋友庞涓的妒忌陷害，为了保留自己的性命，孙膑通过吃猪食的方式装疯，最终骗过庞涓。还曾有罪犯装作自己有精神病，来减轻罪名。在现代的司法情境下，为了防止犯罪嫌疑人用装作精神病患者的方式逃脱应有的惩罚，会请专家进行严格的司法精神病学鉴定。

心理疾病的诊断需要由专业人员来进行。在日常生活中，由于缺乏对心理疾病的了解，即使是严重的精神分裂症，在阳性症状（具体解释请看小贴士）不太突出的时候，也可能只是被周围的人认为想法比较奇怪，或个性比较奇怪。而像抑郁症这样以个体的主观痛苦为主的心理疾病，周围的人很难准确体会病患的内心感受，因而容易低估患病程度。例如，研究发现，父母报告的青少年的抑郁情绪水平通常低于青少年自我报告的水平。在日常生活中，人们容易觉察不到或低估周围人的心理疾病，但在有些情况下也会高估。例如，父母由于对孩子的成长过于担忧，又缺乏对儿童一般发展规律的认识，可能会把儿童一些正常的心理行为特征当成是心理异常的表现。

对于心理疾病的判断是比较复杂的，即使是专业人员有时也会出现错误。1972年斯坦福大学心理学教授大卫·罗森汉就做了这样一个实验：他招募了8个正常人，对他们进行了培训，然后连他在内一共9人去精神病院就医，最后都被诊断为精神分裂症。受到诊疗情境的影响，精神科医生会高估病人的严重程度，导致假扮病人自愿就诊的教授被误判为精神病。可见情境对判断的影响很大，因为在不同的情境中我们看到的是人的不同侧面。

如果持有错误的观点，人会在评估他人是否可能有心理疾病时过于依赖自己的主观感受，缺乏谨慎而开放的态度。这可能阻碍我们及时向专业人员求助、倾听专业人员的建议。

---- 小贴士 ----

精神分裂症通常以阳性及阴性症状来描述。阳性症状是大多数人通常不会遇到的症状，但存在于精神分裂症患者中。包括妄想、思维和言语紊乱，以及在听觉、视觉等方面出现幻觉——这些通常被认为是精神病的表现。

精神分裂症的阳性症状包括：

1. 幻觉，例如声称看到、听到、闻到一些东西，而实际上并不存在；

2. 妄想，如坚定认为自己处于危险中，其他人企图伤害自己；

3. 思维障碍，如出现怪异或不合逻辑的思维方式；

4. 运动障碍，如重复做怪异的身体动作。

精神分裂症的阴性症状主要表现在三大方面：情感反应（如情感表达的减退、情感平淡或动机缺乏）、社会功能（如回避、对社交缺乏兴趣）、认知功能（如学习、注意、失语症/言语贫乏）。

常见的阴性症状一般包括：情感平淡/迟钝、情感退缩、情感不协调、被动表现、抽象思维困难、缺乏主动性、刻板思维、失语症、意志力减退、缺乏愉悦感、注意力缺陷等。

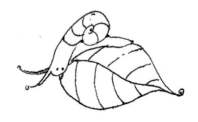

2. 使用网上的心理问卷，可以判断自己有无心理疾病吗？

正确答案：不可以。

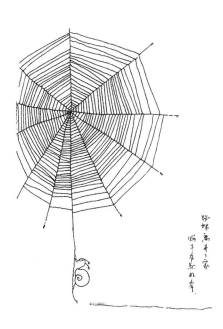

你祈求得到他人喜爱却对自己吹毛求疵。

虽然人格有些缺陷，大体而言你都有办法弥补。

你拥有可观的未开发潜能尚未发挥。

看似强硬、严格自律的外在掩盖着不安与忧虑的内心。

很多时候，你严重怀疑自己是否做了对的事情或正确的决定。

你喜欢一定程度的变动并在受限时感到不满。

你为自己是独立思想者自豪，并且不会接受没有充分证据的言论。

但你认为对他人过度坦率是不明智的。

有些时候你外向、亲和、充满社会性，有些时候你却内向、谨慎而沉默。

上面这些话，是不是有些地方很像你？事实上，这些描述适用于每个人，它改编自1948年西方心理学家弗拉实验所用的"性格分析"。这位心理学家在1948年时，对学生进行了一场个性测试，做完后会得到一份相应的个性分析。当弗拉把诊断结果交给学生们时，让他们评价一下，这个诊断结果是否准确，是不是符合自己的性格特点，结果基本上每个学生都认为分析结果很符合自己的个性。

实验结束后，弗拉揭晓，所有学生得到的诊断结果其实都是一模一样的，他是从星座分析描述中搜集的内容，是星相大师们常用的套话。

我们在阅读这种模棱两可的话时，会不自觉搜集所有符合这个描述的证据。例如，受到别人喜爱却会对自己吹毛求疵，在我们过去的经历中找到这种证据一点都不难，我们肯定会想到对自己严格要求的时刻，于是对这个心理测验的结果深信不疑。

另外呢，它所描述的这种特点也是人们共有的心理特征，而且描述时会说得很全面，既说大部分时间是孤独的，又说少数时间是活泼热情的，两端都说全了，无论是不是完全符合，总会被说中一点。

同理，我们在做网上的心理问卷时，也会受到结果的影响，甚至深信不疑。我们来看几个例子：

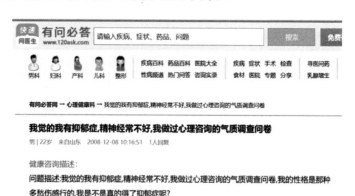

只是做了一个心理咨询的气质调查问卷，便怀疑自己有抑郁症。可事实上，气质调查问卷并不能预测你是否有抑郁症。

? 我好像心理有问题，请你帮我看看好吗？我正在上大一，女生。求求你。可以发点正确的心理问卷，让我做一下

问医生提问

您好，这是大学学生心理调查的问卷：1 感到压力大，浑身疼？2 想放弃学业打工。3 对同学抱有怀疑的心理。4 喜欢捏方便面。5 不愿意想太复杂的问题。6 认为老师与父母很唠叨，你不想听。7 认为什么东西都在跟你较真。8 认为世界不公，喜欢砸枕头等物品。9 失眠，睡不着。10 心总被异性吸引，没有心思学习。（"是"0分；"否"1分）0到4分：你的心理状态不正；5到7分：你的心理状态一般；8到10分：你的心理状态健康。

热心网友   2013-03-16 12:05

有没有心理疾病，不是靠自己猜出来的，也不是测出来的，而是专业人员诊断的。心理疾病的诊断需要由精神科医生等专业人员经过各种信息的综合而做出。专业诊断依赖的信息最主要的是当面谈话中对症状的询问、对患者的观察、对个人史的了解，等等。心理测验有时候作为辅助资料，为临床诊断提供重要参考，但对于临床诊断而言，心理测验结果既非充分也非必要条件。

网上心理问卷不能用于心理疾病诊断是因为：第一，正规的心理测验由于版权的限制，通常并不在网上公布（虽然有时会有人违反版权的约束放到网上），所以在网上遇到的很多测验是不规范的。第二，心理测验的使用需要依据标准化的程序，才能保障结果的可靠性。有些测验只有经过专门培训的专业人员才能够有效使用，做出权威解答。第三，心理测验的结果总是会有一些误差，需要专业人员结合实际情况解释结果。第四，专业人员不会凭借单独一个测验的结果就贸然下定论，往往要选择多个不同角度和形式的心理测验乃至多

48

种信息收集方式，对各种信息进行交叉验证再做出判断。

在没有专业人员指导的情况下使用心理测验，可能会出现这种情况：有的人因为担心自己存在心理异常而去使用心理测验，答题时比较容易对号入座，可能夸大自己问题的程度，如果不能正确理解测验结果，会认为自己真的生了重病，加重不必要的恐慌。自以为病情严重的患者惶惶不安地前往精神科就诊，令人啼笑皆非。

但是，现在随着各种线上资源的丰富，在网络上也有一些靠谱的心理测评工具，或心理测评服务，如何去选择和使用呢？一方面，需要知道测评只是一种便捷的早期筛查的方式，测评结果只是一个参考，结合其他信息才能做出判定。另一方面，需要选择可靠的来源，在专业机构提供的服务下使用心理测验。一个科学的心理测验，往往背后有大量的工作。专业的测验往往需要发表、报告、测验、编制的流程，在测试中确定信度与效度的指标、适用的人群、适用的条件等。

科学的心理测验与娱乐性的测验不同，在题目上不会表现出强烈的趣味性。同时测验的反馈报告，常常使用"很可能""倾向于"这样的限定词，而不会极为笃定地判断，一个人就是什么情况。其次，当我们选择测验时，最好能选择在测后有一定的支持性，或者在使用测验时有一定限定说明的测验。因为心理测验使用的条件，结果的解释，也需要结合多种情境考虑。如果没有后续进一步的支持服务，我们自己根据测验结果产生的理解，可能会有一些偏差。总的来说，使用网上的心理问卷要慎重。

如果持有错误的认识，认为网上的心理问卷就可以判断自己有无抑郁、焦虑、强迫等心理疾病，既可能误以为患病而惊吓自己，也可能误以为自己没病而延误医治。如果有相关困扰，建议去正规医院的相关科室寻求帮助。

3. 心理疾病患者的暴力倾向更强吗？

正确答案：不是。

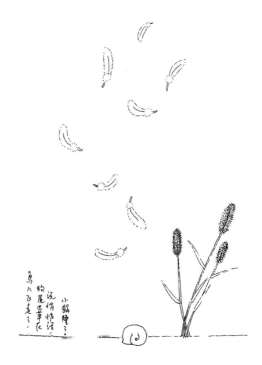

小蝲蝾？
沉情情话，
狗尾巴草花
鸟儿飞走了。

阿秀本来拥有一个幸福美满的家庭，女儿妍妍可爱伶俐，夫妻和睦。但有一天，噩梦突然降临了。本来很健康的女儿因为牙龈出血去医院，却没想到被查出是白血病。

妍妍在坚持了三个月后离开了人世，留下的阿秀，感到世界逐渐崩塌。一开始她接受不了女儿的离世，总以为一切是一场梦。后来，她开始每天晚上失眠，抱着女儿的小衣服哭泣，总是控制不住自己的情绪，对安慰她的丈夫发脾气，时常陷入自责的情绪，见到人就说："我当时为什么不能多疼孩子一点儿，为什么以前对孩子要求那么多？"面对这种情况，家人都束手无策。雪上加霜的是，半年后，为了生计，丈夫不得不进城工作，阿秀身边没有了支持的人。

丈夫离开后，阿秀的情况更加严重，她开始出现幻觉，经常对着空气说话，时哭时笑，不清醒时，她认为她的女儿一直在身边。周围的人都知道阿秀"疯"了，开始避着她，并嘱咐自己的孩子不要招惹她。但孩子们有自己的判断，他们慢慢发现，阿秀是个温柔的人，不但不会伤害他们，还会给他们糖吃，为女孩儿梳辫子。

患病的阿秀虽然存在幻觉，情绪不稳定，沉浸在自己的世界，但她却从没有伤害过别人。

研究发现，部分心理疾病患者确实有更强的暴力倾向，如精神分裂症、酒精与物质滥用以及反社会人格障碍等。但心理疾病的类型远不止这些，推广认为心理疾病患者都有更强的暴力倾向是不准确的，而且这种误解可能会对其他类型的心理疾病患者形成歧视和压力。

美国一项对上万人的研究发现，与没有心理疾病的普通人群相比，精神分裂症患者出现暴力行为的比例是普通人的5倍，酒精滥用患者是普通人的12倍，而物质滥用者是普通人的16倍。对出院精神病患者的追踪研究发现，患者存在较高的暴力行为风险，大约30%～45%的患者会出现不同程度的暴力行为。但即使如此，也并非所有的精神分裂症患者都有更高的暴力倾向。这需要分析精神病患者出现暴力行为的原因。

精神分裂症患者与暴力倾向有关的两个特征是：第一，存在被害妄想与幻觉，患者认为自己受到威胁；第二，行为失去控制。同时具备这两点特征的精神分裂症患者可能采取暴力行为，以应对他们主观上知觉到的威胁。故事中的阿秀虽然是精神病患者，但并不具有典型的被害妄想症状，也没有较高的暴力行为风险。对于可能存在较高的暴力风险的心理疾病类型，在住院、治疗、日常护理中需进行暴力行为倾向的评估，防范伤人伤己的暴力风险。但与此同时，需要避免过度扩大化，认为各类心理疾病患者都有较高的暴力风险。事实上，某些心理疾病患者的问题在于缺乏决断力，难以表达与攻击性相关的各种情绪与行为。

从另一角度来说，实施暴力行为的人员中仅有很少一部分是精神病患者。导致一个人出现暴力行为的影响因素是复杂的，包括成长中遭受的暴力伤害、社区环境中的暴力行为、同伴和群体亚文化中对暴力的鼓励等。因此，即使是与暴力行为关联较高的心理疾病患者，也需要具体评估。

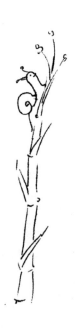

4. 情绪不好就是抑郁症吗?

正确答案：不是。

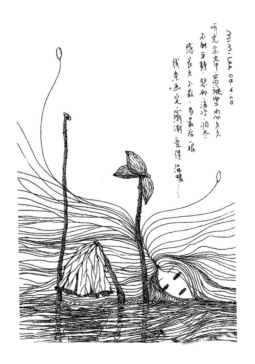

　　花花是一个活泼外向的女孩。她的生活多姿多彩，她经常和朋友们一起聚会，一起聊天，在朋友中，也常常是聚会活动的主持人。但是最近一段时间，由于疫情的影响，花花不能出门参加原来的活动，为此她每天都觉得很沉闷。和朋友聊起来时，朋友问她："你会不会是得了抑郁症？"花花也有点担心，她上网找了两个抑郁症自测的工具，可是测来测去并没有发现自己有什么问题。那么是不是应该去看看医生，咨询一下她是不是真的有抑郁症呢？

　　小亮是一个高二的学生，最近他也十分苦恼。他感觉学校里同学们看他的眼光都很异常，他不知道自己是哪里做错了，还是因为自己太有个性。同学们似乎常常在背后议论他，每当他走进教室，就觉得别人在背后看他，并且在讨论他这里或那里不好，但是又找不到确切的证据。他感觉到同学们对他不友好，自己很孤独，为此每天情绪都有点暴躁。

　　花花和小亮都存在情绪不好的表现，那么是不是患了抑郁症呢？我们知道抑郁症作为一种心理疾病，需要符合抑郁症的核心表现，并且有足够的持续时间。

　　那么，什么是抑郁症的核心表现呢？情绪低落和自我评价偏低。所谓情绪低落是指持续一段时间的心情不好，悲伤、沮丧、无助甚至绝望，这种情绪低落的程度比较强。而自我评价偏低是指明显偏离自己实际情况的自我评价偏低，比如说明明成绩是班上的前几名，可是却觉得自己比班上所有同学都笨；明明在工作中是比较出色的，可是觉得自己样样不如别人；或者觉得自己完全没有价值，是别人的累赘。这些都是严重偏离现实的自我评价偏低。

在具备这两项核心症状的情况下，如果持续时间超过两周，就需要考虑是否可能是抑郁症。而且抑郁症往往会对生活产生比较明显的影响，一是让人非常痛苦；二是会影响到事业、学业和人际交往。我们来看看花花的情况，她虽然心情比较郁闷，但是并没有达到严重的情绪低落，所以她可能是不符合抑郁症的诊断的。与此同时，花花虽然没有足够多的机会进行她原来的日常活动，但这是受到外部情况的限制，并不是由于她自己失去了兴趣和活力去参与各种人际交往，她还是通过电话跟朋友在保持联系。所以她的情绪低落，对她的人际交往功能，对她的社会功能影响并不大，可能只是对当前处境的一种正常的情绪反应。

花花代表了这样一种情况，情绪不好，但是没有那么严重，也没有持续那么久，我们不能认为这是抑郁症。然而有时候我们会说一个人有一些抑郁的情绪，这更多地是在表达一些与抑郁症相似的情绪感受和情绪表现，却并没到抑郁症那么严重，也不需要专门的治疗，但是需要自己进行一些积极的调整。比如花花，失去了一些原来与朋友见面活动的机会，这是导致她心情低落的原因。但是她现在也可以积极调整，用一些其他的方法，如云开会、云跳舞，来丰富她的社交活动。此外，她还可以在没有社交活动时，安排一些自己感兴趣的、有意义的事情来充实生活。另外，需要注意的是保持健康的生活方式，包括健康的睡眠作息、饮食习惯和运动规律。

小亮的情况又与花花不同，他这种情绪不好也不是抑郁症的典型反应。虽然小亮的某些情况也具有抑郁症患者的一些特点（如在人际交往方面，由于抑郁症患者持有过于悲观、沮丧的视角，所以在人际交往中也容易觉得别人对自己不友好，没有人理解自己，感到很孤独），但是小亮的情况，更像是一种较为严重的心理疾病，需要经过专业的判断，到底是不是更严重的疾病。因为小亮描述的同学关系里带有牵连观念的倾向。也就是说他虽然没有足够的证据，但是认为别人在议论他，让他心情不好。最值得注意的是他的这种猜想，需要通过精神科医生的诊断来判断小亮是局部的问题，还是存在更多的迹象显示他是早期精神分裂症。

从上面的两个例子我们可以看到，情绪不好，不一定是抑郁症，有些只是一次性的、境遇性的抑郁情绪，有些则可能是其他心理疾病带来的情绪不良。无论是哪一种情况，如果担心自己患上了抑郁症，都应该寻找专业资源，获取可靠的诊断。

小贴士列出了抑郁症的诊断标准，但仅供参考，每一项标准是否符合，不是非专业人士可以自行判断的，而需要有经验的精神科医生来判断。有一种病叫作医学生综合症，就是指医学生在学习的过程中，每学习一种疾病，就觉得那些疾病的表现，自己身上好像也有一点。普通人临床经验不够，在看到一些疾病诊断标准时，非常容易对号入座，甚至自己吓自己。所以我们不能完全靠自己来进行判断。

小贴士

抑郁症诊断标准：

1. 在同一个2周时期内，出现5个或以上的下列症状，表现出与先前功能相比的变化，其中至少1项是（1）心境抑郁或（2）丧失兴趣或愉悦感。

（1）几乎每天和每天大部分时间都心境抑郁，既可以是主观的报告（例如，感到悲伤、空虚、无望），也可以是他人观察到（例如，表现为流泪）（注：儿童和青少年可能表现为心境易激惹）。

（2）几乎每天和每天的大部分时间，对于所有或几乎所有活动的兴趣或愉悦感都明显减少（既可以是主观陈述，也可以是观察所见）。

（3）在未节食的情况下体重明显减轻，或体重增加（例如，一个月内体重变化超过原体重的5%），或几乎每天食欲都减退或增加（注：儿童则可表现为未能达到标准体重）。

（4）几乎每天都失眠或睡眠过多。

（5）几乎每天都精神运动性激越或迟滞（由他人看得出来，而不仅仅是主观体验到的坐立不安或变得迟钝）。

（6）几乎每天都疲劳或精力不足。

（7）几乎每天都感到自己毫无价值，或过分地、不适当地感到内疚（可以达到妄想的程度，并不仅仅是因为患病而自责或内疚）。

（8）几乎每天都存在思考能力减退或注意力不能集中，或犹豫不决（既可以是主观的陈述，也可以是他人的观察）。

（9）反复出现想死的想法（而不仅仅是恐惧死亡），反复出现没有具体计划的自杀意念，或有某种自杀企图，或有某种实施自杀的特定计划。

2.这些症状引起有临床意义的痛苦，或导致社交、职业或其他重要功能方面的损害。

3.这些症状不能归因于某种物质的生理效应，或其他躯体疾病。

4.这种重性抑郁发作的出现不能更好地用分裂情感性障碍、精神分裂症、精神分裂样障碍、妄想障碍，或其他特定和非特定精神分裂症谱系及其他精神病性障碍来解释。

5.从无躁狂发作或轻躁狂发作。

5. 有洁癖就是强迫症吗?

正确答案：不是。

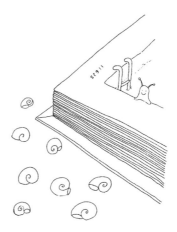

在生活中我们经常会听到这样的说法，例如，同宿舍的同学抱怨某位舍友有洁癖，在外面吃东西前一定要擦桌子，任何人都不可以坐他的床。有一次，有个同学把自己洗干净的袜子在他床上放了一会儿，他就大发雷霆，他真是有强迫症！

或者我们听到丈夫抱怨妻子，说她什么都好，就是太洁癖了，在家里总是没完没了地打扫，成天都觉得不是这里不干净，就是那里不干净。来过客人之后，客人用过的杯子都要用开水煮一遍，总是担心家里不卫生，担心在外面吃东西有病菌，怀疑她是不是有点强迫症。

有洁癖就是强迫症吗？或者反过来说，所有的强迫症都有洁癖吗？让我们来走近强迫症患者，看看他们真实的表现。

他们可能会洗手，洗到双手脱皮甚至出血，但仍然停不下来；他们可能会控制不住地回忆某段对话，想得头疼欲裂，却赶不走这个片段；他们明明知道自己不该这样，但又控制不住，在想要停止却无法停止的挣扎中痛苦不已。

在前面的两个例子里，虽然舍友或配偶在谈话中被怀疑是强迫症，但其实生活中有一些洁癖而没有强烈的痛苦，也没有干扰日常的生活，是不能够称之为强迫症的。大家之所以这样说，是因为很多人都知道洁癖是强迫症的一种典型症状，但是事实上我们无法用洁癖这个单一症状去判断是否为强迫症。

强迫症有两大类型，强迫思维和强迫行为。强迫行为是指在行为方面有一些不断需要重复的行为习惯，而且难以停止，引起强烈的痛苦。而强迫思维是指在脑海中反复出现一些自己不愿意想的想法，但又无法停止，因此非常痛苦。

在强迫症的诊断标准中，有一条标准很重要，就是这些强迫思维或强迫行为是过度耗费时间的，可能每天消耗一小时以上，甚至更多。例如，有的强迫症患者以洁癖作为主要的表现，每天会花三个小时对家里进行里里外外的消毒，这极大地干扰了生活。所以耗费时间这一标准的隐含推论是要严重地影响生活才为心理疾病。

如果一个人在生活的整洁方面有比较强烈的要求，但是并没有干扰他的学习工作，也不会对人际交往造成太大的不良影响，那么这种情况不能够判断是强迫症。如果说已经产生了一些痛苦，则需要找专业的精神科医生进行诊断。另一方面，并非所有的强迫症都以洁癖作为主要症状，甚至有的强迫症是完全没有洁癖这种症状的。

强迫行为的类型也有很多种，除了强迫性的清洁（强迫的清洁与患者非常担心细菌污染有关）以外，还有强迫性的整理，如牙刷必须摆放在固定的位置、有固定的朝向，很多东西需要有固定的安排，花较长的时间进行整理这些东西。又比如强迫性的检查，我们在生活中有些人会担心自己没有锁好门，即使出门了，内心还会感到不安。而强迫症则可能表现为在每次出门之后有一些行为仪式，如反复推门数次才能安心；有的人表现为强迫计数，指的是头脑中不断地需要去计算某些数字，也有的人是力图避免某些数字。

强迫观念也多种多样，例如，有的主要表现为脑海中冒出一些自己认为非常不道德或者是犯罪的、伤害自己或伤害别人的危险想法，无法停止，反复地冒出来，又想反复地抵抗，为此挣扎不已。又如产后强迫症的患者有可能在脑海中不断地冒出自己可能会伤害宝宝的担心，而对这样的想法又感到十分害怕，希望完全消除这种想法，但是它仍然持续地冒出来。

当我们了解了强迫症的表现有不同的类别，就更能够理解并非所有的强迫症都有洁癖。理解到这一点，也可以让我们及早地意识到有些行为上的习惯，如果严重干扰了生活或者有思维上的挣扎、使人痛苦，都有可能是强迫症。这就需要及时地寻找专业人员进行诊断并获得帮助。

此外，还有一些洁癖源于强迫型人格障碍，或者强迫型的人格倾向。它不是突然发生的，而是从小时候就有这方面的倾向，一直比较稳定，对生活的干扰也并不严重。区分这一类别与强迫症的意义在于，强迫症通常可以服用一些药物进行治疗，心理治疗也会有效，而强迫型人格障碍或人格倾向对药物的反应则不明显。

强迫症可以通过针对性的治疗得到有效改善。在心理治疗中，认知行为疗法、行为治疗、森田疗法等多种治疗方法都被证明有较好的疗效。但如果没有严重地干扰生活，主观上也并不为此而痛苦，局部的强迫行为并不一定需要治疗。事实上大多数强迫行为的产生都有一定的现实基础。如有些人以强迫性洗手来缓解压力，又如有些人表现为在压力之下会更频繁地打扫房间。事实上这种行为的产生，一方面，可能是由于家务劳动所带来的活动量有助于改善情绪；另一方面，房间的整洁也有利于改善情绪。所以虽然不能针对根源解决问题，但是仍然能够对情绪起到一定的缓解作用。所以在普通人中间也会出现一些如通过洗手来调节心情缓解压力的方式，但是过度依赖这种方式，却始终不能够解决压力的根源，就会造成不良影响，有可能发展成强迫症。从这个角度来说，清洁偏好并不是强迫症的风险因素，而无法及时地觉察，并有效地应对情绪压力，才是强迫症及多种心理疾病的风险因素。

6. 产妇经常出现情绪失控、易怒等状态，可能是患了产后抑郁症吗？

正确答案：是的。

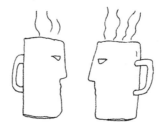

随着宝宝呱呱坠地，小于妈妈也开始了她人生中的一项新挑战——当母亲。而这项挑战的每一步都不容易。她回忆起自己刚刚生完孩子的那段日子，可以用鸡飞狗跳、暗无天日来形容，她要像一个战士一样一路升级打怪、攻克难关，一不小心就可能陷入与各种妖怪缠斗的境况中，比如失眠、自责、情绪失控等。

第一个难关出现在喂奶上。因为月嫂说小于妈妈的奶水少，而小于妈妈觉得如果要宝宝健康地成长，奶水是非常重要的。她就拼命地通过各种食物和补药来让自己产生更多的奶水。那时候她最怕自己奶量不够，或者听到别的妈妈奶水好这样的话，这会让她更加焦虑，觉得自己不是个好妈妈，甚至担心自己已经让孩子输在起跑线上了。

第二个难关是和家人的关系。小于妈妈非常担心宝宝出现各种各样的状况，冷了？热了？会不会感冒？如果吃奶的时候没有得到良好的照顾，会不会吐奶？虽然她的丈夫和公公婆婆也很爱孩子，可是在如何照顾孩子方面，大家的想法并不完全一样，有时难免会起争执，甚至发展成争吵。而孩子一旦出现了任何不顺利的状况，家人就容易抱怨她说，瞧你这个妈妈怎么当的？

在这其中，让小于妈妈最失望的是丈夫的反应。丈夫不仅没有时时刻刻地站在她这边，有一次甚至说："一切都是为了孩子，你就忍忍。"丈夫的话，成了压死骆驼的最后一根稻草。小于妈妈觉得自己再也撑不住了，她长时间睡不着觉，有时会控制不住地流眼泪。

　　小于妈妈的家人和朋友意识到她出了问题，建议她去寻求专业人员的帮助。在丈夫的鼓励下，小于妈妈去看了医生，医生告诉她，她患上了产后抑郁症。小于妈妈觉得有些惊讶，虽然最近几天她比较爱哭，但是在前些日子她并没有觉得心情沮丧，只是整天着急和恼火。医生告诉小于妈妈，有些抑郁症状会以易怒为主，她确实是患上了产后抑郁症。

　　产后抑郁症也是抑郁症的一个类型，通常是在女性分娩孩子之后出现。一般来说，在产后第2周开始，4~6周后可能达到高峰，并变得更加严重。典型的症状和抑郁症一样，情绪低落、自责，但也有一些是以易怒、暴躁作为更明显的表现。

　　产后抑郁症对于女性和孩子都有很大的影响。在患有产后抑郁症的产妇中，有相当一部分会出现自杀的想法。在新闻中我们也看到过对这种不幸事件的报道，因此，及早觉察、及早就医很重要。

　　产妇陷入抑郁状态之后，对于孩子的照料会受到很大的影响，不利于下一代的健康成长。例如，由于抑郁症的影响，妈妈可能会感觉做任何事情都非常困难，在照顾孩子方面常常感到无助、无能为力，因此不能够积极有效地回应孩子的各种生理和情感需求，这种不良的早期养育会加大孩子未来心理不健康的风险。所以，无论是从妈妈还是从孩子的角度，我们都需要及时地觉察和治疗产后抑郁症。

产后抑郁症的发病率在不同的地区差别很大，有的地区发病率在10%~15%。而相对来说经济水平比较好，产妇得到各种支持比较多的地区，产后抑郁症的发病率更低些。

女性在分娩之后，体内的雌激素和孕激素水平都会急剧变化，这有可能是产后抑郁的原因之一。但也有研究发现，心理健康的产妇同样也会经历激素的变化，所以激素的变化并不是产后抑郁产生的充分条件。很多研究发现，有许多因素会触发产后抑郁，例如，如果一位女性原来就患过抑郁症，而且她的应对能力并没有有效改善，那么产后抑郁发作的风险更高。在孕期，如果孕妇非常焦虑或者有一定的抑郁状态，也会增加产后抑郁的可能性。此外，性格上过于敏感，自我价值感偏低，婚姻关系不良，生活中遇到突发的压力事件，缺乏足够的人际支持等，这些都与产后抑郁的症状相关联。

在小于妈妈的例子里，小于妈妈追求做一个好母亲，但是追求得稍微有一点严苛。当她认为自己母乳喂养不能达到很好的状态时，就觉得自己对不起孩子。这种对自我的苛求就有促发抑郁的风险。而事实上，小于妈妈对自己的苛求不仅表现在这一个方面，可能还表现在对孩子照料过程中的很多方面。

产后出现的心理疾病，并非只有产后抑郁这一种，产后强迫也是比较高发的，一定程度上它也同样受母亲追求完美地照顾孩子或成为完美母亲的倾向的影响。母亲可能会担忧任何环节的不卫生都会导致病菌感染到孩子；任何照料不周到都可能带来一些意外事故伤害到孩子。因此，会出现过度的清洁、过度的检查等强迫症状。

产后的心理疾病是众多因素共同影响而导致的，包括遗传原有的个性因素、外在的环境压力、激素的变化等。治疗产后抑郁有非常有效的方法，药物治疗、心理治疗都会起到很好的帮助。此外，运动对于产后的情绪保健也很有帮助。当然，产妇的身体状况和生活方式可能不适合剧烈运动，由此美国运动医学学院给出了一些产后运动的指导，包括每周进行至少30分钟的中等强度的体力活动。当然，具体的运动方面的建议也要听从医生的指导。

7. 医学检查正常却总怀疑自己有病,这可能是
    一种心理疾病吗?

    正确答案:是的。

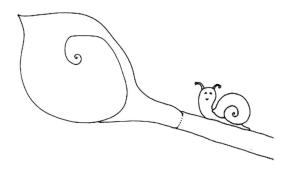

医院里有时会遇到这样一种病人：他们到医院反复要求检查，即使结果正常也仍怀疑自己有病，甚至会责怪医院没检查出来。这难道是因为他们掌握的医学知识不够的原因吗？不一定，因为有时候，甚至医生都会出现这种情况。

下面是一位放射科医生的日记，由于他比较害羞，不想透露自己的名字，那我们就叫他丁大壮吧：

我是一位医生，在外人看来我是个大好人，工作努力勤奋，邻居有事我都主动去帮忙，妻子美丽大方，儿子活泼可爱，人生如此，也该满足了吧？但只有我自己知道，我有很重的病，现有的医学技术都束手无策，连检查都查不出来是什么！

这个病跟我很久了，初中时，我就开始感到胃有问题。当我上医学院的时候，这个病开始加重，我经常恶心，有时能感到自己的胃里有个"坚硬的东西"，天呐，这多半是肿瘤。所以，我平常严格控制饮食，不吃一点辣，除非万不得已，绝对不吃外面的饭菜。我每周都坚持检验自己的大便是否出血，并严格记录下来，如果说有什么要感谢医学院的，那肯定是这些技能，我要把这些东西都保存下来，将来会有助于诊断。

我唯一担心的是，我的家人怎么办？我九岁的孩子，他还那么小，我的妻子还这么年轻。是的，即使他们不理解我，还经常说我没病。我怎么会没病呢，但我依然很爱他们。

不久前我去一家有名的专科医院做检查，找了最知名的消化科专家，我曾对他寄予希望，但是他却什么都做不了，还对我越来越不耐烦，真是枉为专家！还有那家医院，整整十天，检查不出任何疾病！我简直失望透了！

有人建议我去做心理咨询，我终于要被人当成疯子了吗？但我最终还是决定去一次，不是因为我认为这是心理问题，而是我的儿子。有一次他看到我在用听诊器听我的腹部，竟然用嘲笑的口气问我："爸爸，你觉得又生什么病了？"我不知道该怎么形容那一刻的感受，恼怒、担心、无奈，哦，我真不希望我的儿子这般看我。

长时间对自己的身体状况过度警觉，反复就医，不听专家的诊断并坚信自己已经患病，这些出现在丁大壮身上的情况，很可能是疑病症。虽然疑病症患者成日忧心的是身体上的疾病，但疑病症是一种心理疾病。

疑病症患者对自己的身体健康状况高度关注，常常怀有强烈的担心。他们容易觉察到自己身体上的各种病痛不适，并认为这些必是自己患上了重病或怪病的迹象。一方面，他们可能忧心忡忡，经常向别人陈述自己的身体不适，表达担心和痛苦。另一方面，他们也可能会反复检查，反复就医。在如今的网络时代，很多疑病症患者会上网反复搜索与自己的"症状"相对应的信息。

疑病症的发生，有时受到某些生活事件或信息的触发。例如，听闻亲友、熟人或知名人物突患重病，特别是英年早逝，或者短期内过多地阅读与某些疾病有关的信息。这些信息导致患者联系到自己，从而触发对自己身体健康的过度担心。由于这种担心过于强烈，所以疑病症患者可能对一些健康人都会有的身体变化产生不安，认为是疾病的征兆。例如，运动后的心跳加快和出汗，或者进食后的一些胃肠道反应。这种不安也会让他们放大各种微小的身体变化，如发现自己身体某些部位长痘或长疹子、喉咙发痒、局部疼痛等，都可能带来灾难化的联想。尽管没有确切的证据证明他们患病，甚至多次检查都显示身体状况正常，但疑病症患者仍难以打消疑虑。他们可能会把自己没有诊断出疾病归因于自己所患的是医疗上无法诊断的怪病、医学检查出了差错，甚至医生对自己不够关怀。

如果反复停留在身体检查阶段，疑病症患者很难得到对症治疗。即使医务人员反复解释，但疑病症患者很难接受。有效的解决方法是促进疑病症患者接受精神科医生诊断，并接受相应的治疗。认知行为疗法和五羟色胺抑制剂等药物治疗能有效帮助患者改善问题。将疑病症患者导向对症治疗需要医务工作者、患者或患者身边的亲友具备相应的心理健康知识。否则患者难以得到有效治疗、持续痛苦，并对医疗系统造成不必要的负担。

除了疑病症，惊恐障碍的患者也会表现出多次就医，怀疑自己患病，但却没有确切的生理疾病的现象。与疑病症患者的不同在于，惊恐障碍的患者就医通常在心血管科，而疑病症患者就医则可能在多种科室。惊恐障碍是一类焦虑障碍。

它是在长期焦虑无法有效缓解的情况下，出现急性的焦虑发作，即惊恐发作。患者在发作时往往体验到强烈的恐慌不安，胸闷、心悸，担心自己可能失控、发疯甚至死亡。惊恐发作的持续时间大约几分钟到20分钟不等。许多惊恐障碍患者会以为自己是心脏病发作，因而呼叫救护车，或者事后去心血管科做检查。但由于并没有心血管方面的器质病变，医学检查的结果是正常的。惊恐障碍的患者生活中持续的焦虑仍然无法纾解，更因为担心再次发作而焦虑水平进一步升高。积累的焦虑往往可能触发再次惊恐发作。许多惊恐障碍的患者会把惊恐发作与外部环境错误地联系起来，因为回避自己在发作时曾经身处的环境，于是产生对幽闭空间、公众场合等与发作有联系的情境的回避和恐惧。与疑病症一样，惊恐障碍应作为心理疾病进行治疗。认知行为疗法等多种心理治疗方法可有效治疗惊恐障碍。

小贴士

疑病症症状

1. 符合神经症的诊断标准，标准如下：

[症状标准] 至少有下列1项：

（1）恐惧；（2）强迫症状；（3）惊恐发作；（4）焦虑；（5）躯体形式症状；（6）躯体化症状；（7）疑病症状；（8）神经衰弱症状。

［严重标准］社会功能受损或无法摆脱的精神痛苦，促使其主动求医。

［病程标准］符合症状标准至少已 3 个月，惊恐障碍另有规定。

［排除标准］排除器质性精神障碍、精神活性物质与非成瘾物质所致精神障碍、各种精神病性障碍，如精神分裂症、偏执性精神病，及心境障碍等。

2.以疑病症症状为主至少有下列 1 项：

（1）对躯体疾病过分担心，其严重程度与实际情况明显不相符；

（2）对健康状况，如通常出现的生理现象和异常感觉作出害怕患病的解释，但不是妄想（妄想是指一种不理性、与现实不符且不可能实现的，但患者坚信的错误信念）；

（3）牢固的疑病观念，缺乏根据，但不是妄想；

3.反复就医或要求医学检查，但检查结果正常和医生的合理解释，均不能打消其疑虑。

小贴士

惊恐障碍症状

[症状标准]

1.符合神经症的诊断标准（见疑病症诊断小贴士第1条）；

2.惊恐发作需符合以下4项：

（1）发作无明显诱因、无相关的特定情境，发作不可预测；

（2）在发作间歇期，除害怕再发作外，无明显症状；

（3）发作时表现强烈的恐惧、焦虑，及明显的自主神经症状，并常有感到自我的全部或部分、身处的环境似乎是不真实、遥远或虚假的，或者常伴有濒临死亡的恐惧、失控感等痛苦体验；

（4）发作突然开始，迅速达到高峰，发作时意识清晰，事后能回忆。

8. 为了减肥吃完东西又催吐，这可能是一种心理疾病吗？

正确答案：是的。

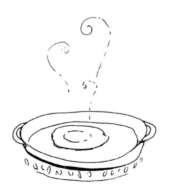

是一种煎熬。

　　小静从小学习芭蕾舞，朋友们都羡慕她出众的气质和苗条的身材，给她起名叫"小天鹅"。可是只有小静知道，这背后要付出多少努力。从十岁起，她就要严格控制饮食，小小的孩子正是长身体的时候，饿得快，但能吃的只有规定的几种食物，鸡蛋、水煮肉类还有蔬菜。

　　随着年龄增长，小静也慢慢习惯了这种饮食方式。可不知道什么时候起，她一有压力就非常想吃东西。有好多次在放学的路上，她总是绕路去离家远的小卖部，把想吃的垃圾食品和巧克力吃个够，然后再回家。每到晚上，她就陷入自我否定状态中，恐惧自己怎么能吃这么多，觉得镜子里的自己变得又胖又丑。内疚与恶心涌上来，她又拼命强迫自己呕吐。

　　为了减肥，小静不但节食，有时还会偷偷服用泻药。小静身边的朋友都没注意到小静的异常，就是偶尔奇怪她占用厕所的时间比较长。小静对自己的行为感到非常羞耻，她觉得自己像只缩在黑暗角落的小老鼠，世界上没人理解她，她也不需要别人的理解。

　　直到有一晚，大家都睡觉后，她再一次控制不住在冰箱里找东西吃。被家人发现的时候，正疯狂吞食着巧克力蛋糕的小静，露出了绝望的神情。

　　小静的故事并不是个例。

　　还有一位叫阿月的姑娘，从外表来看，她身材适中，长期高强度的锻炼让她看起来非常健美。可她却缺乏自信，因自己的贪食症而深深苦恼，每次暴食后就用魔鬼式的锻炼来保持身材。好在一段时期的心理咨询后，阿月慢慢卸下了心上的担子，不再陷入暴食、过度运动的怪圈，变成了一个自我感觉稳定且积极的姑娘。

前面描述的小静和阿月的情况很可能是进食障碍中的贪食症。贪食症属于一类心理疾病，贪食症的患者大多数为女性。受到以瘦为美的观点影响，贪食症患者对自己的体型认知不合理，如无论如何都觉得自己胖，往往会持续节食，不断追求更瘦的体型。由于长时间节食，身体不支，大脑的摄食中枢就发出强烈的信号"太饿了，该吃东西了"，贪食症患者便会开始暴食。暴食不是普通的吃得多，它是指在同样的时段内会比大多数人食量大，发作的时候无法控制。这时由于摄入的食物超过了自己的计划，往往是平时食量的数倍，贪食症患者感到后悔焦虑，会采用不健康的形式来做出补救，如催吐、导泻、过度运动。这样，贪食症患者就陷入了一种负面自我认知—节食—暴食—后悔焦虑—自我怀疑否定的负性循环。贪食症患者也常常同时患有其他心理疾病，如抑郁症、焦虑症。研究发现，认知行为疗法、人际心理疗法、行为疗法等心理治疗方法能有效帮助进食障碍的群体。

除了贪食症外，厌食症也属于进食障碍。进食障碍主要表现为在饮食方面的紊乱。由于饮食、进食是儿童早期生活的重要主题。进食障碍往往提示着严重而深层的心理问题，如和母亲的关系纠结、紊乱。因此，深度的心理治疗方法如家庭治疗、心理动力学治疗，对进食障碍患者理解自己问题的深层原因，促进整体的心理功能完善，都会起到帮助作用。

另外，还有一种与身体认知相关的心理疾病——体象障碍。体象障碍是指人对自己的身体抱有消极的态度，认为自己的身体难以令自己满意或不符合社会审美，并因此引发了焦虑、羞耻、抑郁和厌恶，严重干扰到日常生活。患者通常会过分夸大自己的缺陷，比如脸上的小雀斑被其无限放大，或者已经很瘦的人认为自己还不够瘦。他们通常会过分在意外貌，回避社交场所，甚至会存在暴力、物质滥用和自杀倾向。

如果没有认识到这种表现可能是心理疾病，会延误治疗。如遇到类似的烦恼，建议及时就诊并寻求专业帮助。

心理疾病的治疗

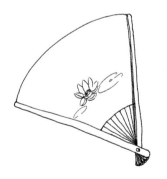

1.

如果患上心理疾病，只要服药就可以有效治疗吗？

正确答案：不是。

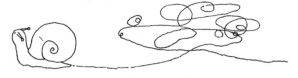

依依是一名高二的学生，这学期以来她课业成绩明显下降，不想吃，不想睡，明显瘦了很多，成天无精打采，对什么都没有兴趣。如今，依依已经有两周不去上课了，老师和家长都非常担心依依的情况。在老师再三建议下，家长带着她去看了精神科医生，医生告诉他们孩子患了抑郁症，针对孩子的情况开具一些药物，并建议她同时去专业的心理机构接受心理咨询，同时医生还重点建议依依一家考虑接受家庭治疗。爸妈陪依依走出医院，一面担忧着孩子的情况，一面心生疑问，是女儿出了问题，医生怎么建议家庭治疗，我们做父母的有什么可治疗的，去了能干嘛。

家长上网找到了一家专业的心理咨询室，里面写道：家庭治疗要求家庭全员参与。

爸爸眉头紧锁，妈妈唉声叹气，大人自己平时工作就非常忙，有时候连孩子都顾不上，特地送她去住校，现在哪有时间每周陪着依依去做家庭治疗。

最终，爸妈还是决定陪着依依去做家庭治疗。不曾想，一做就做了半年，而这半年带给整个家庭的影响无法用语言来形容。不仅仅是依依重新回到了学校，恢复了生机，依依和爸爸、妈妈的关系，父母之间的关系都发生了不可思议的变化。原来青春期的孩子病了，可能不是孩子一个人病了，而是整个家庭"病"了。

这个故事想告诉大家，如果患上了心理疾病，服约不是唯一办法，还有别的途径可以自助，有的人可以通过阅读相关书籍恢复，有的人可以通过接受心理治疗获益，有的人甚至可以通过坚持运动自愈。当我们患上心理疾病，要积极寻求帮助。

有些心理疾病的药物治疗疗效不大，如人格障碍；有些心理疾病还没有找到有效的治疗方法，如自闭症；而已证明药物治疗有效的心理疾病，治疗效果也因人而异。更重要的是，在许多心理疾病的治疗上，药物治疗与心理治疗双管齐下能获得更好的疗效，如抑郁症，联合治疗能有效加速恢复，降低复发率。

如果持有错误的观点，可能忽视心理治疗，错失最佳的治疗方式。此外，对某些心因性的疾病，即由于负责情绪或内心冲突引发的病痛，例如，心理因素导致的头痛、腰痛、腹泻等，过度依赖药物治疗是对症不对因，治标不治本，停药后会面临较高的复发率。

2. 轻度的心理疾病不及时治疗，容易发展成精神病吗？

正确答案：不会。

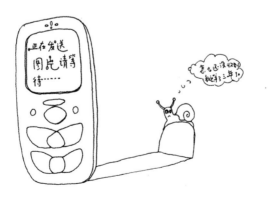

　　小张今年29岁，从高二上学期开始，他就饱受内心纠结的困扰。小张家境清寒，小的时候他就很懂事，知道父母很辛苦，对自己要求很严格，成绩一直很好，在学校里也深得老师的喜欢。父亲省吃俭用奖励了他一块手表，高二上学期，他开始害怕将手表弄丢了，结果真在一次早操后就找不到手表了。小张深知父母挣钱不容易，非常内疚悔恨，常常有意识地去操场寻找，希望能够找到，但最终还是没有找到。这件事他一直不敢告诉父亲。随着时间的推移，小张各种各样的纠结没有减少，反而越来越多。例如，椅子该不该坐，泡在盆里的衣服是现在洗还是过一会儿洗，在这些细节上反反复复纠结半天，他也觉得自己有病。每天止不住地担忧和矛盾，令小张觉得异常疲劳，学习的状态也日渐下降。

　　这样的纠结持续十余年了，小张被自己的这些想法折磨得很痛苦，有一次不小心在网上看到了精神病这个词，小张心里一惊，"自己该不会是得了精神病吧？"他鼓起勇气去见医生，经过精神科医生的评估，医生告诉小张："你这不是精神病，而是强迫症。它的程度没有精神病那么严重，而且也不会发展成精神病。"

　　轻度的心理疾病会逐步发展成精神病吗？有些心理疾病的患者确实有这样的担心，如强迫症患者、惊恐障碍患者等。这两类患者担心自己发展成精神病，主要是由于他们感到自己当前的症状有些不可控，担心进一步发展到完全不可控的精神病症状。人们一般所称的精神病，指的是精神分裂症。实际上精神分裂症的病理基础与强迫症、惊恐障碍及其他轻度的心理疾病有很大不同。临床和研究上并不支持患有强迫症或惊恐障碍等轻度心理疾病会逐步发展成精神分裂症的规律。更加常见的情况是，有些强迫症长期没有得到有效的治疗，绵延多年仍然是强迫症。

不过，在现实生活中，确实有些案例在早期怀疑是强迫症，而经过数月被诊断为精神分裂症。这类患者其实本身患有的就是精神分裂症，只是由于初期症状表现得不太典型和完整，所以无法确诊。而在这种情况下，症状的发展变化一般很快。

此外，精神分裂症也会与其他的心理疾病共病，也就是说，一个患有精神分裂症的人可能同时伴随其他的心理疾病，但精神分裂症是主要疾病。在这种情况下，有些精神分裂症的患者在精神病症状之外伴随强迫症状，但仍然不是从强迫症发展而来的。

如果持有错误的认识，可能会因为担心发展为精神病而惴惴不安，加重焦虑和抑郁的情绪，加重原有的轻度心理疾病。

小贴士

什么是精神病症状？

从诊断的角度看，典型的精神病症状为：

1. 幻觉；

2. 妄想；

3. 言语紊乱（如频繁地离题或不连贯）；

4. 明显紊乱的或紧张症的行为；

5. 阴性症状（即情绪表达减少或动力缺乏）。

以上5项至少存在2项且至少其中1项为1、2、3时，才有必要进一步排查是否患有精神病类疾病。

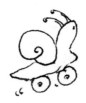

3. 抑郁一定要用药物治疗，心理咨询解决不了
问题吗？

正确答案：不是。

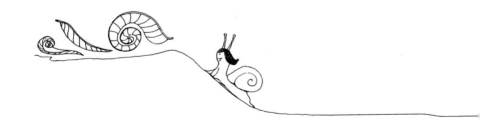

豆豆是一名高二重点班的学生，她的性格内向，是家里的独生女。最近这一个月豆豆的情绪低落，睡眠也出现了问题，对什么都不感兴趣，学习难以集中注意力。在老师和家长的建议下，豆豆来到了学校的心理咨询中心，咨询中心的老师根据自己的专业知识初步判断，豆豆可能患上了抑郁症，建议家长带豆豆去精神科看一看。

果然精神科医生给出了轻度抑郁的诊断。综合评估豆豆的年龄、症状表现、家庭支持系统和学校专业资源等状况，精神科医生建议，豆豆可以先进行一段时间的心理咨询，不用急着服药。于是豆豆开始在学校的心理老师这边接受认知行为疗法的治疗。豆豆和心理老师每周会在学校咨询中心见面一次，咨询谈话每次进行大约50分钟。豆豆告诉老师说，我觉得自己很失落，压抑，总是很郁闷，上课时老走神，总是想着一些莫名其妙的事情，感觉自己都要迷失了，晚上总是睡不着，可是白天上课又没法睡，一整天都觉得很疲劳。心理老师鼓励豆豆描述自己的感受，并且引导豆豆学会找出在情绪背后的想法。

心理老师告诉豆豆，人的情绪并不仅仅是由事件引起的，而有可能是一些不愉快的记忆引起的。人对这些事件、记忆等各种信息的解读，也就是说这些信息引发了人的想法，而这种想法如果是责备自己、批评自己的，就容易让人的情绪更加低落。豆豆发现自己确实经常觉得自己很笨，很倒霉，而当她这样想时，心情就容易低落。

　　心理老师在讲完认知疗法的基本原理之后，还给豆豆留了作业。作业是一张表格，叫作自动思维记录表。豆豆要在这一周里学会记录下自己的消极情绪，引发情绪的原因，事件是什么，想法是什么。豆豆以前从来没有这样去注意过自己的情绪，觉得挺有意思的，而且抑郁情绪好像不再那么可怕了，豆豆也可以试着处理它。

　　随着豆豆和心理老师之间越来越信任，她说得更多了："我和爸爸的关系不好，我们很少沟通，他不爱说话，和我没有共同语言，有时候虽然想跟他交流，但是常常不知道该和他说什么。我妈妈虽然总想跟我说话，可是我不想跟她说，你知道吗？前段时间她还偷看我的日记，实在是太烦人了！"随着咨询的深入，豆豆越来越多地袒露自己的各种想法。而心理老师在听到豆豆因家庭中的事情产生的各种烦恼时，也会引导豆豆使用自动思维记录和评估的方法，去找出烦恼背后的想法是什么，而这种想法又是否准确，是否夸张？心理老师经常会问，情绪背后的想法是什么？支持这个想法的证据是什么？反驳这个想法的证据有什么？这个想法符合现实吗？如果不符合，更加符合现实的想法是什么？除了现在的这种想法，对现实情况还有其他可能的解释吗？

　　豆豆在持续半年的认知治疗中学到了很多觉察情绪与调节情绪的技能，现在她的情况有了明显的好转，甚至连成绩也有所提高，豆豆变得更加快乐了。虽然生活中仍然会有这样或那样的挫折和挑战，但是豆豆已经不再那么手足无措，她变得越来越像自己情绪的主人了。

在豆豆的案例里，我们看到认知行为疗法有效地帮助豆豆改善了低落的情绪，走出了轻度抑郁的状况。有大量研究对于抑郁症的治疗效果进行了探索，基于数百项研究的分析显示，心理治疗和药物治疗，对于治疗抑郁症能够起到同等的效果。

在世界卫生组织的推荐中，认为对于中度到重度的抑郁症，有多种治疗方式可以选用，包括心理治疗中的行为激活法、认知行为疗法和人际治疗；而药物治疗中的抗抑郁药物（如五羟色胺再摄取抑制剂、三环类抗抑郁药物），都是有效的治疗方案。所以，治疗抑郁症，并非只能靠服药才能够有效治疗。

世界卫生组织进一步推荐，需要考虑到抑郁症患者个人情况和环境资源，来推荐对他最有益的治疗方式。如果是轻微的抑郁症，那么一般的心理社会治疗，或者叫心理社会干预，也能起到效果。一般是中到重度抑郁症，推荐采用药物作为有效的治疗方式。但是对于轻度抑郁症不应该把药物作为首要考虑；对于青少年的抑郁症进行治疗，也不应该首要考虑药物，这是考虑到青少年在发展中，不仅需要考虑当前情绪及其他症状的缓解，还需要考虑给予青少年更多的长期可用的心理治疗技能。儿童与青少年的情况相似。对于药物治疗和心理治疗的选择需要考虑具体情况而定。对于比较严重的抑郁症，最理想的情况应该考虑药物治疗和心理治疗双管齐下。

药物治疗和心理治疗有什么不同呢？两者虽然都能够有效地治疗抑郁症，但是治疗机制不一样。药物治疗，通过调节抑郁症患者大脑内的神经递质水平，缓解患者的负面情绪，进而增加积极行为，从而带来一个良性的循环。也就是说随着患者的生理水平的变化，他在主观上体验到的低落情绪越来越少，行动能力越来越强，而这又带来生活中更多积极变化，从而可以改善整体的心理健康水平。

而心理治疗则是在患者的其他环节入手，可能是他的想法、认知，也可能是一部分消极行为。通常心理治疗同时对认知和行为产生影响，也就是说如果患者仅仅在想法上有所认识，但是并不会改变自己生活中的行为，疗效恐怕是比较微小的。通过想法消除相对消极的、过于不符合实际的想法，代之以实际的和更加建设性的想法，促进和鼓励患者做出积极的行为，这些积累起来，会带来全面的心理健康改善。同时改善也会反映在大脑层面的变化上，有研究显示，经过一段时间的认知治疗后，抑郁症患者大脑前扣带皮层、杏仁核等区域的活性都发生了变化，这方面的证据积累也越来越多。

所以，心理治疗和药物治疗殊途同归，都能够改善抑郁症状。而有一些更拥护心理治疗的学者认为，特别是对于儿童、青少年而言，药物治疗不能直接让患者学习和提高应对生活压力、负面情绪的能力，而心理治疗能够更有效地做到这一点。

　　实际的生活中，寻求专业的心理咨询或治疗，还需要考虑你所在的地区的可靠资源。也就是说，如果在你所在的地区附近，可以找到比较好的心理咨询和治疗的资源，那么这是可以选择的一种有效治疗方式。但是如果只能找到药物治疗的资源，那么应该首选靠谱的药物治疗，而不要选择没有资质的心理治疗。

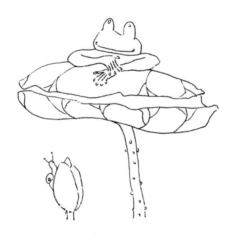

4. 在没有得到治疗的情况下，抑郁症也能够自发缓解吗？

正确答案：是的。

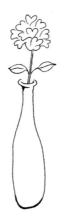

是一个报b战号：朱花

一名女大学生患上了抑郁症。她怕父母担心，所以没有告诉他们。她听说服用抗抑郁的药物可能会有一些负面的作用，包括也许会容易让人发胖，所以不想服药。这时恰好有个朋友了解到她的情况，知道她正为此而烦恼，推荐她买一种国外的保健品。这位朋友说这款保健品在国外非常流行，对人体有预防疾病、提高免疫力、延年益寿的作用，对于抑郁症也应该会有帮助。这位大学生在朋友的鼓励下试用这种保健品，服用一段时间后，果然发现抑郁的症状减轻了，于是她也四处向其他的朋友推荐保健品。而事实上保健品的介绍里根本没有治疗抑郁症的作用。

这位大学生的例子是因为她不知道抑郁症的症状变化具有一定的迷惑性，它在某些情况下是能够自发缓解的，也就是表现为自己好转。轻度抑郁症，特别是由于某种生活境遇导致的抑郁症状，随着一些生活境遇的变化，抑郁症是比较有可能自发缓解的。很多的抑郁症患者都经过抑郁症多次发作的阶段，这就是因为抑郁症具有自发缓解的特点，但是在自发缓解之后，经过一段时间又可能复发。

抑郁症是复发率很高的一种心理疾病，研究显示大约有50%的人会复发，复发的次数越多，再复发的可能性也越大。而且随着每一次复发，抑郁症状也可能越来越严重。因此，我们虽然知道抑郁症存在自发缓解的可能，但是也不可以顺其自然不去治疗。治疗的原因，一方面是预防未来随着复发问题更加严重；另一方面是因为抑郁症有着很高和自杀风险，如果不能及时地有效治疗，可能会带来生命危险。

但是在这个例子里，我们特别想介绍的是抑郁症自发缓解带来的归因错误。这种归因错误是指当两件事紧随着发生，人们可能认为这两件事之间是有因果关系的，或者说在某个现象发生的同时，有一个非常引人注目的事件发生，那么我们可能就认为引人注目的事件是原因。在前面的例子里，她的抑郁症很可能是随着生活境遇而自发缓解的，其中有可能的一个因素是，她得到朋友更多的支持并与朋友更多地交流，而她自己在症状进一步好转时，也更多地增加了人际交往。

此外，第二个原因则可能是服用保健品时产生了安慰剂的作用。所谓安慰剂效应是指由于人在心理上相信某种药物或者某种操作会起到作用而产生的一种自我暗示。在这种暗示的作用下，人们可能会更容易注意到一些积极的转变，而对于抑郁症这一类心理疾病，注意力更多地转向积极方面时，事实上就在改善原来消极的想法以及消极的情绪。随着人越来越多地能够注意到自己病情的改善，越来越为此而感到愉快，各种低落的情绪也就渐渐地消退了。

安慰剂效应在心理治疗中也同样存在，在各种药物的治疗中也有突出的影响。我们分析的例子里，无论是由于恰好在这个时间出现的自发缓解，还是由于服用保健品的安慰剂效应，总之在一种声称完全没有治疗抑郁作用的干预下，她的抑郁好转了，而她把抑郁好转的原因归因于这种保健品，这是一个错误的因果关系的关联。其中有一部分原因是她不知晓抑郁症能够自发缓解这样的知识。如果持有这种错误的观点，我们就可能在生活中形成迷信，或者说形成错误的联系。

有的人可能因为新佩戴了一块水晶石，恰好赶上了抑郁症自发缓解的时间；有些人可能在她的抑郁症自发缓解之前，刚刚尝试了一种新的饮食方式；等等。人们可能会出于各种各样偶发的个人经验，就总结说原来我的情绪好转是这个因素带来的，这是有效治疗抑郁的方法，然而这种推论很可能是错误的。也正是出于这个原因，我们对于各种疾病的治疗，特别是对于心理疾病，需要大量的科学研究，而在科学研究中，我们往往强调要进行双盲实验。

所谓双盲实验是指无论接受治疗的患者，还是分配药物的医生，都并不知道患者当时接到的是要研究的、要去验证疗效的有效药物，还是用来作为匹配研究的匹配或者控制组的完全无用的药片。在双盲实验里，由于医生和患者都不知道谁服用了真正的药物，所以安慰剂的效应并不会只在药物治疗那一组发生，我们可以视为在药物治疗组和控制组都是同等影响的。而且在对各种药物或其他干预方法进行疗效研究时，我们并不会只限于一个人或几个人，而要进行数十人甚至上百人的实验研究。

这是因为每个人有一定的个体差异，因为各种生活情境、个人因素的影响，有的人在那个阶段症状减轻，有的人症状加重。但是当选取了足够多的患者来进行研究时，我们很有可能平衡了这些偶然的误差，便可以得到更加可靠的研究结果，来确认某种药物是否有效，而它的效果又是否超过仅仅安慰剂的效果。

抑郁症的产生是受多种因素影响的，治疗也确实有药物和心理等多种治疗方法。心理治疗的方法又可细分成多种流派，所以情况确实比较复杂。但是有效的治疗方法，无论是药物治疗还是心理治疗，都是经过科学研究，而且是不止一项科学研究来证实的。治疗抑郁症不应该听从于某个人的个人经验，更不应该根据自己的个人经验去推荐一些误导的方式，导致其他人延误治疗，进入错误的渠道。当一个人出现心理健康问题时，还是要去正规的专业机构寻求帮助。

5. 抑郁症服药好转后，可以自己一边逐渐减少药量，一边观察吗？

正确答案：不可以。

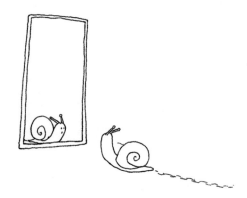

　　小林是一名优秀的木匠，因为他手艺高超，前来光顾生意的人络绎不绝。小林工作越来越忙，生意也越做越好，可是在繁忙的工作中，他对家庭的照顾有点疏忽。妻子多次向他表达忽视家庭的不满，小林却因为忙于工作，一直没有调整。直至妻子突然提出结束婚姻，这给小林带来了巨大的打击，他虽然力图挽回，但是为时已晚。

　　离婚后不久，小林患上了抑郁症，为了摆脱抑郁的痛苦，小林前去看精神科医生，并接受药物治疗，服药三个月后，他感觉自己已经好得差不多了，认为即使不依靠药物也能够好好地生活。而且他担心如果一直服药的话就会依赖药物，于是他逐渐地减了剂量，却没有和医生打招呼。几周之后他完全停止了服药，期间也没有告诉其他人。

　　最开始的几天，小林没有感觉到什么异常，但是一段时间后，他的脑子里开始经常出现自杀的想法。虽然他又恢复到了工作的状态，但是他的心里却常常冒出自责的想法"我为什么这么没用？""为什么不能够照顾好自己的家庭？""我活着还有什么意义？""现在没有任何人需要我！"终于，在某天下午，他服用了很多安眠药。幸好药效还没有来得及发作时，母亲正好来看他，发现小林的情况及时打了急救电话。由于送医及时，小林保住了性命。

　　在药物起到作用之后，抑郁症状会大幅度减轻乃至完全消失。但是，是否可以停药需要听从精神科医生的建议。有很多抑郁症患者意识不到问题的严重性，又对药物的副作用过多担忧，过早地减药、自行减药、停药，这可能带来极大的风险。

因为药物在人体内的作用有其自身的规律，无论是服用药物起到效果，还是维持药物的效果、保障人的健康安全，都需要一定的时间。在这一点上，普通人不能够只根据自己一时的感觉来做判断，而要听从精神科医生的建议。如果对用药有任何担心，也应该及时咨询精神科医生。

抑郁症及其他的心理类疾病，在用药治疗期间，如果自行减药停药，一方面会影响治疗进度和效果；另一方面可能会增加症状复发甚至自杀的风险。

为什么患者想要自行停药呢？研究调查了这方面的常见原因。自行停药的患者中，大约有20%的人认为药物有过强的副作用，有20%认为服药没有起到作用。但这些原因都可能受到患者主观因素的影响。例如，有些患者比较急迫，期待服药之后有立竿见影的作用。但是药物发生作用还需要一定的周期，这个周期可能需要数周。也是出于这样的原因，精神科医生常常建议服药之后要密切关注患者，因为有时候抑郁症和精神分裂症在初期药物还没有充分起效时，患者会有一定的自杀风险。又如，有些患者对药物效果的期待过高，尽管药物已经开始起效，但是患者会认为如果没有达到很强的效果就是无效，对药物失去信心导致自行停药。在副作用方面，有经验的精神科医生也发现，药物治疗的副作用会受到人的心理状态影响。患者越担心就越关注药物的副作用，也就可能越觉得副作用很大，难以忍受。

　　无论出于哪种原因对服药产生动摇，都需要与精神科医生及时讨论。抑郁症等疾病现有多种药物可选择，而每个人对药物的反应不一样，精神科医生作为有经验的专业人员，可以帮助患者调整合适的剂量和药物的组合。对于患者在药物疗效和副作用方面的担心，通过精神科医生或负责心理治疗的心理医生进行探讨，也可以更加有效应对，减少对负面感受的过度关注。

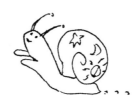

6.

尽量避免接触引发焦虑的事物或环境, 是治疗病态焦虑的有效方法吗?

正确答案: 不是。

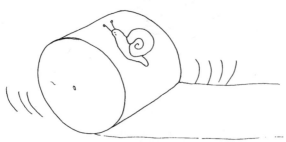

　　大学生小白有严重的社交焦虑，前来寻找心理咨询师的帮助。小白一直觉得自己是一个很内向的人，不善于与人交往，但又非常渴望自己能在和人打交道的时候大方得体、游刃有余。他记得问题最早出现是在一次同学聚会上，他尝试着让自己显得更加活跃热情，主动帮在座的同学倒茶水，当他到一个女同学面前的茶杯时，不小心溅出来了一些水花，同学们就纷纷起哄："哟，你是不是喜欢她呀？暗恋多久啦？"小白感到不安，不知如何应对才好，只觉得自己脸上发烫，不知道别人是不是都看到自己脸红了。他暗下决心以后再也不倒茶水了，免得又惹起什么闲言碎语。

　　可是即使不主动倒茶，小白也担心自己在朋友聚餐时其他方面的表现不够自然得体，害怕夹菜掉在桌上、聊天应答不当等。这样的担心让小白在聚餐时暗自紧张，甚至会胃疼。于是小白渐渐避免跟同学一起聚餐。可是，除了聚餐，还有很多与同学交往的场合，在这些场合他也担心自己表现得很蠢，有意无意地他也开始回避这些交往。渐渐地，小白变得很少主动跟别人说话或一起玩。就这样，小白给自己画了一个圈，这个圈越来越小，终于把小白困在里面，小白变得无法与人对视，无法轻松的谈话，这让他痛苦万分。

　　焦虑是一种让人感到不适的情绪，人们自然想要尽快消除。如果焦虑的产生与某个特定的情境有关，那么离开这个情境就会使焦虑迅速地减轻。例如，小白感到在人际交往的环境下，自己可能会做错事，让别人觉得自己很蠢，而如果离开这个环境，自己就不会做错事，或者不会让人知道自己做错了事显得很蠢。因此，焦虑往往带来回避，这是一种自然的反应。但这种自然的反应，从短期来看缓解了当时的焦虑，从长远来看却会巩固病态的焦虑。

为什么呢？焦虑的产生与焦虑背后的负面信念有关。小白的社交焦虑有两个背后的信念：第一，"人际交往的情境是有危险的"。这一危险指的是自己可能丢面子。第二，"自己在人际交往方面能力是很低的，容易让人觉得自己很蠢"。其实小白的信念有一部分道理。人际交往的情景确实存在着丢面子的风险，但是这种风险并非不可承受。然而，当小白因为焦虑而躲避各种人际交往时，他的行为实际上意味着人际交往情境中的这一风险是让人难以忍受的，因此有必要逃避。小白觉得自己人际交往能力很低。这可能是因为他对人际交往能力提出了较高的标准，而与这种较高的标准对比，认为自己的能力不足。小白期待自己能成为同学聚会中健谈的气氛调动者，能热情周到地照顾他人。但是，社交能力需要在各种交往场合练习而提高。小白逃避各种人际交往，则进一步巩固了自己交往能力不行的信念，同时减少了自己可以通过训练得到提高的机会。

焦虑虽然是一种让人感到不舒服的体验，但是如果在引发焦虑的情境中坚持下去，焦虑水平会出现逐渐增高、达到高原、然后缓慢降低的现象。由于这一规律的存在，当人鼓起勇气面对焦虑情境的时候，焦虑情绪会因为一次又一次的训练而"驯化"、减弱。这不仅是一种生理适应的过程，更是因为当人们不断主动面对焦虑情境的时候，会减弱消极信念，强化积极信念。当小白尽管知道自己做得并不完美，但仍然参加各种同学交往时，符合他这一行为的信念是："人际交往中虽然有丢面子的风险，但这是我可以承受的。虽然我的人际交往能力并不如我自己期望的那么高超，但是我能适应各种人际交往活动。"遗憾的是，当小白不具备焦虑相关的科学知识时，他为了减轻压力而日益逃避各种引发焦虑的情境，导致自己的社交焦虑越来越严重。除了社交焦虑，其他类型的焦虑也遵循同样的规律。换句话来说，在生活的很多时候，感到焦虑不安本身并不是问题，但因为焦虑引发回避，才会真正成为问题。

7.

患强迫症的人只要自己想停止，就能摆脱自己的强迫行为吗？

正确答案：不能。

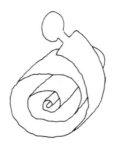

从外表看，许大哥是个普通人，家庭和睦，工作顺利。但实际上，许大哥有自己的苦恼。

许大哥总是怀疑外面有非常多的病菌，有一次，他不小心被一只流浪狗蹭了蹭鞋，就担心自己染上了狂犬病毒，不断地对妻子说："那个狗一看就有病，太脏了！"勒令家人不要碰他，自己反反复复清洁，从头到脚洗了好几遍才觉得舒服。之后一天他都待在家里，不敢出门。

他每次上班，出门前都很痛苦，因为每次一下楼梯，他就会觉得门没锁好，然后返回去反复检查。有一次，这样来回好几遍后，同事老肖突然喊住他："老许，看你在门口来回好久了，干吗呢？走，一起上班去。"许大哥只好跟着朋友下楼，然而在路上，他始终担心门没锁好，小偷很可能进去，甚至想到自己的房产证和钱很有可能被偷走，他脑子里不断地重复着这样的念头，最终竟然没有去上班，而是返回家中再次检查。

许大哥感到非常痛苦，他知道这些想法和行为都是没有必要的，但他控制不住自己。这些想法就像在脑子里驻扎的小人，反复说一些不现实的、令人不快的话，为了赶走脑子里的声音，他会做很多重复性的行为（比如长时间洗澡和反复检查门锁），可是这些行为反而加重了他的强迫想法。

许大哥觉得自己"生病了"，可他到底得了什么病呢？

许大哥很有可能得的是强迫症。这个病的核心表现是

"重复"和"不能自控"。"重复"是指反复和持续的思维和行为，"不能自控"是指即使想要停止，仍无法控制强迫的思维和行为。

强迫症的一个特点就是强迫与反强迫并存：一方面患者持续出现某些行为或想法，另一方面他们想要控制住自己，努力停止但却无效，引起了强烈的焦虑和痛苦。换言之，如果一个人有喜好整洁的行为习惯，哪怕是有些特殊习惯，但自我接纳，并不因此而痛苦，也不影响正常生活，则不属于强迫症。

强迫症通常不会随着时间推移而自愈，强迫与反强迫之间的挣扎往往日益痛苦，而强迫行为则愈演愈烈。有效停止强迫的行为与观念，需要寻求专业的治疗。药物治疗和心理治疗都是治疗强迫症的有效手段。

有多种心理治疗方法在治疗强迫症方面都得到了有效性证明，如认知行为疗法，它治疗强迫症主要采取的是暴露法与反应阻止法。所谓暴露法指的是强迫症患者越力图逃避引发焦虑的情境，在治疗中越需要直面和耐受。假如患者对于"脏"非常焦虑，力图回避，一旦接触了自己认为可能有些脏的物品就会反复洗手。在暴露法中，会要求患者尝试主动接触脏的物体表面，如鞋底，然后保持足够长的时间不洗手，觉察并耐受焦虑情绪的变化。

焦虑情绪往往具有习惯化的特点，经过一段时间的耐受，可以逐渐下降。强迫症患者之所以形成仪式行为，很多时候是不能耐受事件或想法引发的焦虑，迅速采取仪式行为以减轻焦虑。通过暴露法，患者能够增强对焦虑的耐受性，同时这一方法也会带来认知层面的变化。如果每次遇到脏的情况，都立刻采取过度洗手的行为，无意中固化了"脏是非常可怕的"这一观念。而在暴露法的操作下，患者会发现较长时间耐受着脏却并没有发生可怕至极的事，这会减轻对脏灾难化、夸张化的消极信念。反应阻止法指的是当患者接触到焦虑的情境时，不允许患者做出通常的强迫行为，阻止患者用习惯的反应应对焦虑。暴露法与反应阻止法往往同时进行。多项研究证明，暴露与反应阻止法是治疗强迫症的有效的认知行为技术。

此外，森田疗法在我国也常用于治疗强迫症。森田疗法的核心观念是"顺其自然，为所当为"。例如，强迫观念为主要症状的强迫症患者十分担心自己脑海中冒出的想法会成真，往往无法分清偶发冒出的想法与真正的行为之间的区别，可能想要完全控制自己的想法，从而挣扎不已。顺其自然是让这种想法顺其自然地出现或消失，不用刻意关注脑海中的这些想法。为所当为指的是在生活中要把注意力放在自己应当做的有意义的事情上，如努力学习、努力工作，进行正常的人际交往等。这样不但减轻了强迫症对正常生活功能的伤害，也指导患者减少在强迫与反强迫之间的挣扎，强迫症因此可以得到疗愈。

　　由此可见，认为强迫症患者的强迫行为仅凭自己的主观意愿就可停止，是错误的。如果认为完全不采用科学的手段，就可以通过主观意愿来停止，反而可能加强强迫与反强迫之间的挣扎，加重患者的无力、无助的感受，也会阻碍及早寻求有效的治疗。

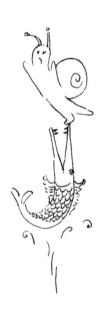

8. 家庭暴力的施暴方，只要诚心悔过，
就不会再犯了吗？

正确答案：不是。

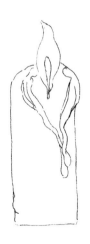

　　近些年来，我们不止一次在媒体上看到关于家庭暴力的报道。

　　小丁因为家暴导致妻子流产，两人离婚。但是小丁多次忏悔，保证以后永不再犯，一定会当个好丈夫，祈求妻子再给他一次机会。妻子被小丁的承诺所感动，两人复婚。但复婚后，小丁再次家暴妻子，妻子痛苦不堪。小丁再次道歉、忏悔，痛哭流涕，甚至向妻子下跪，表达自己的悔过之情。妻子再次心软，没有离开小丁，时隔5个月，小丁再次家暴怀孕的妻子。甚至在孩子出生以后、坐月子期间，妻子也仍然受到小丁的家暴。

　　在这个案例中，我们看到重复出现的家暴、忏悔、妻子原谅、再次家暴的模式。而这样的模式在家暴的案例中并不罕见。因此，有人会说，家暴只有零次和无数次的区别。虽然并不一定如此极端，但是确实家庭暴力中施暴方的诚心悔过，并不能保证未来不会再出现暴力的行为。

　　根据联合国《消除对妇女的暴力行为宣言》，家庭暴力的形式包括身体、精神和性方面的暴力和威胁，施加暴力的行为。例如，肉体暴力，威胁，统治，情感虐待，性虐待，操纵，把儿童当作人质，经济管制和维护男性特权等行为。在我国，根据中国妇女联合会权益部门的统计，丈夫对妻子实施家庭暴力的占绝大多数，家庭暴力的受害者中，90%~95%是女性。不过妻子并非是家庭暴力的唯一受害者，也存在着一些男性受到家庭暴力侵害的情况。

家庭暴力是导致离婚的一个重要原因，但很多家庭暴力并不能简单地通过解除婚姻关系而终止，而是受害者持续处在遭受暴力的关系中无法解脱。这可能导致受害者做出非常极端的行为，如失语、自杀，或者杀死施暴者。

暴力循环理论认为，家庭暴力氛围存在愤怒蓄积期、暴力发生期、道歉和原谅期、蜜月期四个阶段。道歉和原谅是其中的一个发展阶段，表现为施暴者在施加暴力之后表达悔过，请求原谅，痛哭流涕，对于婚姻关系无比重视，而受害方心软，两人重新恢复亲密关系。接下来可能会有一段蜜月期，也就是关系良好的幸福时光。但是很快又会周期性地重新进入愤怒蓄积期，随着愤怒蓄积到一定的阶段，施暴方再次做出暴力行为。在很多案例中可以看到，家庭暴力中施暴方的行为是一个逐渐加剧的循环，暴力程度有可能在每一次循环后升级，甚至悔恨和施暴这两个阶段之间的间隔很短，所以说这种施暴方的悔过行为是暗藏危险的。

正是因为悔过和随之而来的蜜月期的存在，导致受害方更难以脱离婚姻关系和家庭暴力。当遭遇家庭暴力后，受害者需要进行专业的治疗，在没有任何心理健康干预与人际互动改善的情况下，靠受害者自己来解决这个问题是很难的。

很多家庭暴力的施暴者，本身存在病态的人格基础。例如，有的施暴者属于边缘型人格，他们对亲密的人际关系有强烈的渴求，但是与此同时又缺乏安全感，对自己的评价也不稳定。当他们感受到不安全感的时候，往往会用愤怒的方式虐待伴侣，操控伴侣，以达到掌控的目的。边缘型人格的患者非常害怕伴侣提出分手，常常威胁自杀，或者要死一起死，而这种威胁也是暴力的一种表现。

有的施暴者属于反社会人格，缺乏同情心，对别人的痛苦无动于衷。这一类人格障碍患者，除了在家中虐待伴侣，在社会上也会有伤害他人，乃至犯罪行为。如果持有错误的信念，认为家暴的施暴方只要诚心悔过就会信守诺言，不会再犯，是低估了家庭暴力未来的伤害性，会延误有效的干预。

全国妇联的统计显示，30%的中国已婚妇女曾经遭受家暴，还有数据显示，家暴致死占妇女他杀原因的40%以上。因此用正确的方式应对家暴，对于保护妇女的身心安全十分重要。

家庭暴力的受害方可能出于多种原因想要相信施暴方的忏悔，幻想对方不会再出现施暴的行为。这有时是因为受害者感到自己非常爱对方，或者感到对方能够如此强烈地对自己表达各种情感，对方一定是很爱自己的。有时因为在重归于好之后有蜜月期，会让受害者觉得彼此的亲密关系更重要。但是真正健康的婚姻关系要能够基本保障夫妻双方的身心健康和身心安全的。好的婚姻关系要有利于彼此心灵成长的。还有些情况，受害方由于缺乏自信，感到自己无力保护自己，无力摆脱受伤害的关系，这时就需要外在的力量，包括亲人、朋友和专业机构的介入，使受害者可以及早摆脱施暴者的侵害。

　　在出现家庭暴力事件后，首先，最有效的方式是远离施暴者。其次，应该向专业机构求助，如拨打110报警，或者拨打妇女维权公益服务热线求助等。施暴方如果真的想改变自己的不良行为，需要坚持接受专业机构的治疗，或者夫妻双方共同接受婚姻治疗。

心身健康

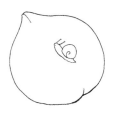

喜欢桃子的一定是男蜗牛
不过因为蜗牛是雌雄同体的生物

1. 少量喝酒有助于促进睡眠质量吗？

正确答案：不是。

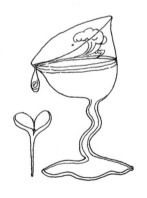

醉了二酒杯

　　唐先生最近的工作压力很大，经常加班，由于工作压力带来的焦虑，即使很晚回到家也很难放松自己，晚上常常很难入睡。他发现喝上一两盅酒，能够让自己忘却工作中的压力。而且酒后不久就会产生放松而困倦的状态，趁此机会上床睡觉，能够比较顺利地入睡。不知不觉间，他习惯于晚上回到家，睡前喝上一些酒，而且和朋友聊起来，他也分享自己的经验：少量喝酒有助眠的作用。唐先生把晚间喝酒当作了治疗入睡困难的良方。

　　从刚开始只喝一小盅，到后来一次喝一杯，酒量越来越大，再后来一次可能要喝两杯，喝完酒后就趁着酒意入睡。对于这种生活方式，家人也有些担心。但是相比躺在床上辗转反侧，难以入睡，唐先生并不十分介意喝酒可能带来的一些风险。然而经过一段时间后，他发现自己虽然可以借助酒意进入睡眠状态，但是又出现了中间夜醒的情况。而且有时半夜醒来，很难再入睡，这样的话，到了白天还是觉得睡眠不足，精力不支。同时在最近的体检中，唐先生的体检结果也出现了警示信号。

　　医生了解到他喝酒的习惯，提醒他需要适量饮酒，因为长时间的过量饮酒可能会带来酒后心率增加、血压升高等问题，长期如此还可能导致血管动脉粥样硬化，血管狭窄容易堵塞，出现中风。医生了解到唐先生喝酒是为了入睡，也提醒他解决自己睡眠困难的问题要用科学的方法，靠喝酒助眠是不可取的。

关于喝酒助眠这样的说法，在网上并不少见，在生活中也很常见，但是喝酒真的有助于促进睡眠质量吗？所谓促进睡眠质量，指的是当我们喝酒之后，不仅会相对容易入睡，而且也能够保持一个较稳定的睡眠状态，这是不容易做到的。

夜间醒来，或者凌晨早醒，说明喝酒无法让我们睡得更香、更沉，让身体和大脑都得到良好的休息，无助于第二天的身心状态。酒精是一种影响大脑功能的物质，而通常影响大脑的物质主要分为兴奋剂、抑制剂和置换剂三类，那么酒精到底是兴奋剂还是抑制剂呢？有很多人在生活中根据自己的经验认为酒精是兴奋剂，因为他们觉得自己及身边的有些朋友喝了酒之后，马上就变得口齿流利、无话不谈，变得更加兴奋，所以他们认为酒精是一种兴奋剂。但实际上酒精是一种抑制剂，当人饮酒之后，酒精被吸收到血液中，通过血脑屏障进入到大脑，当酒精作用于大脑时，会产生抑制作用。

而这种抑制作用在我们少量饮酒时，首先表现为对大脑额叶的抑制作用。额叶是人大脑内管理很多高级功能的部位，它影响着人的记忆、逻辑、计划能力、语言智力这些方面。当我们喝少量酒时，由于额叶受到了抑制，我们的一些高级管控的功能就会减弱。所以我们会发现生活中有些人在喝酒之后会说出平时不敢说的话，这是由于额叶受到了部分的抑制，让他减弱或失去了控制自己某些不妥言行的功能。

当我们喝少量酒时，额叶受到一定的抑制，我们的思考可能会相对放松下来，对自己思考的监控和整理会相对减弱。因此对于头脑中常常考虑着很多事的人来说，喝少量的酒也许有利于思绪的放松。当我们摄入大量的酒精时，酒精对大脑的作用会更广泛，整个大脑都会受到抑制。所以我们喝醉时会出现站立不稳、说话不清的现象。在这种情况下，很多人酒醉之后会迅速地睡着，陷入睡眠状态，甚至人事不省。如果饮酒过量，还可能有生命危险。

虽然从入睡这个阶段来说，喝酒会让人感到昏昏欲睡，在很多人身上可能会减轻入睡困难的状态，但是喝酒并不能有助于促进睡眠的整体质量。我们平时一夜的睡眠大概有4~6个周期，每个周期又包含不同的阶段，按先后顺序，分别是入睡、浅睡、深度睡眠和快速眼动阶段（即做梦的阶段）。如果一个人喝了酒，浅睡眠的时长比例就会增加，深睡眠的比例则会相对减少。而且当酒精从身体里消失了之后，睡眠可能会中断，让人在后半夜睡得更浅，睡眠质量也更差。

酒精导致的多重身体反应也会影响第二天的身心健康状态。饮酒不但不会有助于睡眠质量，反而会损害睡眠质量，降低睡眠的效率。如果喝酒成为习惯，还有可能形成酒精依赖。像前面例子里唐先生的情况，即使他下班回到家里，他仍然处在相对比较高的焦虑状态，他的入睡困难，可能首先来自于他的情绪压力。那么唐先生要学习的技能是如何用健康的方式使自己放松下来，不把工作上的压力带回家，能够放空自己，转而进入临睡的规律状态。

如果一个人发现自己入睡困难，首先要考虑是否存在焦虑情绪。对于焦虑情绪有很多种科学的应对方法，如正念呼吸、正念散步，各种正念训练均有助于让人处在专注乃至放松的状态。一些语音引导的放松训练也能够起到这样的帮助。而如果焦虑的内容是真正存在现实基础的，那么更好的办法是在白天清醒时或者在离入睡还有两三个小时的时间里，主动地把这些焦虑的想法列出来，逐一地分析，找到可行性的解决方案，避免让这些没有处理完的事件，就像电脑里没有关闭的程序一样不断地运行，即使在人想要入睡时，还在占据大脑的空间。

唐先生的情况也有可能是他白天脑力活动过多，而身体运动过少所带来的一种不平衡的状态。如果有这部分原因，唐先生需要在白天规划出运动的时间，运动不仅仅有助于身体健康，而且对改善自己的情绪状态、促进夜晚有效睡眠都会起到良好的作用。相反，唐先生这样的情况，天天喝酒，喝得越来越多，酒瘾也可能越来越强，这些不仅可能带来肝脏的损伤，对于大脑神经也可能造成损害。

因为酒精具有一定的神经毒性作用，对脑细胞会产生影响。长期饮酒的人，脑细胞死亡的速度可能加快，导致大脑功能衰退。人的自控力，也可能会因为长期饮酒而有所降低，并可能出现乙醇中毒性科尔萨科夫综合征，也就是遗忘综合症。所以我们要学会用科学的方法解决情绪、行为、心理的问题。心病还是心药治，并非可以一醉解千愁。对于工作、生活各方面的压力、焦虑，以及由生活方式不健康带来的睡眠问题，需要寻找科学的途径来解决，避免因为错误的解决方式，给自己带来更多身心方面的损害。

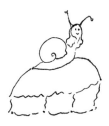

2. 晚上容易失眠的人，白天应该多补觉吗？

正确答案：不应该。

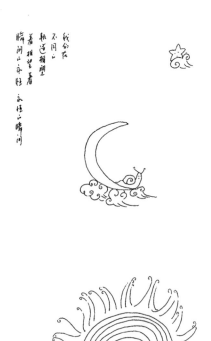

BBC于2010年拍摄了一部纪录片《睡眠十律》，其中讲述了一个关于失眠的小故事。作家兼新闻记者多米尼克常年失眠，晚上无法入睡，十分苦恼。夜晚对于他来说就是地狱，是一个让他感到寂寞的世界。每天他会在床上待很长时间，尝试入睡或补觉，但效果不佳，有一次他甚至三天三夜没睡着过。专家为了帮助多米尼克，提出了睡眠限制法——通过系统地减少人们在床上逗留的时间来促进睡眠。专家说："这个计划将持续4周，从现在开始，你每天只能在卧室逗留6个小时，你必须凌晨2点上床，早上8点起床。其他所有时间段，你都不能进入卧室，不在卧室的时候，你需要保持头脑清醒。"睡眠限制是为了让多米尼克感到非常疲劳，从而彻底打破他过去混乱的睡眠模式。

一开始很难，在床上待6小时并不意味着能睡6小时，但是到了早上8点，即使很困，多米尼克还是得起床，一宿无眠导致清晨极度困倦，想休息却不能休息，这种感觉痛苦极了。多米尼克对着镜头大叫："我担心我要疯掉！"

但多米尼克决定咬牙坚持住，一天一天过去了，坚持带来了转机，大约混乱一周后，他开始出现了连续睡眠，这是多米尼克过去很少有的情况，好精神让他和孩子们在早餐时聊得不亦乐乎。

4周之后方法开始起效，多米尼克的连续睡眠时间增长，最后他能整整睡6个小时，中间没有醒过。多米尼克开心地说："我不再害怕睡眠，甚至开始享受睡眠，我从来没有过这样的感觉，这太好了。"专家帮助多米尼克成功战胜了失眠!

为什么多米尼克在睡眠限制法的帮助下能够成功地战胜失眠?

其实，这个方法巧妙地利用了睡眠需求的动力。睡眠是人生活中一种重要的生物节律。科学家们对睡眠现象进行了大量的研究，发现影响睡眠的因素主要有两个。一个是生物钟，例如，一个人平时很规律地早上6点半起床，晚上10点睡觉，如果每天如此，就形成他的生物钟，也就是平时的作息习惯。这个人到了晚上10点就会困，更容易在这个时间入睡，而到了早上6点半，就比较容易醒过来。一个生物钟非常稳定的人甚至可以不需要闹钟的提醒，每天就能相对规律地入睡和起床。影响睡眠的另一个因素是，睡眠需求或者又叫睡眠渴求，也就是说一个人清醒的时间越长，就越容易犯困，越需要睡觉。当我们早上起床4个小时之后，我们不会太困，不能够长时间地睡眠，但是如果我们已经坚持了20个小时没有睡觉，那么很可能只要一有机会安静地坐下来，就容易打瞌睡或者睡着。所以睡眠渴求也是促进我们睡眠的另一个重要因素。在前面多米尼克的案例里，睡眠限制法通过限制多米尼克的睡眠时长，使得他保持着较强的睡眠渴求。在这种方法执行了几天之后，每当多米尼克可以上床睡觉时，他已经积攒了足够强烈的睡眠需求，这使他容易入睡，从而解决失眠的问题。

但是很多存在晚上失眠问题的人，很可能会采用白天补觉的方式来缓解这个问题。这些人可能想的是，我晚上没有睡够，所以白天状态不好，一有机会就需要赶紧补一下，这样我才能够足够清醒。也有的人担心的是，如果睡眠时长不够，会不会带来其他的身体病变？比如更容易发生心血管疾病，甚至患上癌症，那么一定要在白天想方设法地让自己多睡一会儿，让自己整体的睡眠时间不至于缺乏。

但是无论是出于哪种原因，白天补觉会导致一个人在白天清醒的时间减少，就会直接导致睡眠需求的降低。这样的话，当到晚上想要上床入睡时，由于缺乏足够强烈的睡眠需求，可能再次导致入睡困难。如果每天晚上因为失眠问题没有睡好，第二天又担忧睡眠不足而补觉，就会形成一种恶性循环。每一次白天的补觉，都使得晚上的睡眠更加困难，久而久之，反而会加重失眠的问题。

这样说来，我们是不是白天完全不可以睡觉？如果存在晚上失眠、入睡困难的人，应该尽量限制白天的睡眠。但是如果没有这方面的问题，有午睡习惯的人，中午进行短暂的午休对下午的活力状态是有帮助的。一般适宜的午休时间，在20~30分钟。在多米尼克使用的睡眠限制法里，专家还告诉他说，只有在睡眠的时间段才能进入卧室，其他时间不可以进入卧室。这里巧妙地利用了一部分条件反射的原理，如果 个人在不困的状态下，也在卧室里，而且躺在床上，就会形成"即使躺在床上，也保持清醒着"的状态，建立了一种床与清醒行为之间的联系。如果加强这种联系，人就减弱了另外一种有助于睡眠的联系，即床与睡眠状态的联系。形成有助于睡眠的条件反射时，人会见到床就犯困，即尽可能让我们在床上的时间就是睡眠的时间，而减少在床上看书、思考、做笔记、看手机、打电话等行为。特别要提醒的是，睡前尽量不要看手机，一方面，睡前看手机容易让人失去时间感，会比预期更晚地准备入睡，从而也更容易偏离有益的生物钟。另一方面，研究表明手机的光线，特别是蓝屏的，会影响与睡眠相关激素的分泌，因此要尽量减少在床上使用手机。

多米尼克所使用的睡眠限制法还有一个原理：矛盾意向。睡觉是一件我们越想努力就越不容易达成的事情。如果一个人觉得睡眠非常重要，我一定要赶快睡着，常常适得其反，花了很长时间还无法入睡。因为入睡需要的不是努力，而是一种放松的状态。对于多米尼克来说，对于很多失眠者来说，渴求更长时间的睡眠是一种强烈的意愿。睡眠限制法，把失眠者原来强烈的一种自我约束"我要睡觉"，改变成"除了规定的时间，我不可以睡觉，我要清醒，我要清醒"。通过这种意愿的逆向，使得人对于睡眠的执着有所降低。因此在入睡时就不再容易出现因过度努力而使自己兴奋、紧张、难以入睡的情况。

如果出现失眠的问题，要学会科学地应对。下面的这些小贴士，能够起到一些帮助。

小贴士

1. 安静的环境利于睡眠。尽量让你的睡眠环境安静，尤其是在你睡眠的时段里，必要时可以借助耳塞。

2. 光线会直接影响到睡眠。尽量让你的卧室在睡眠期间光线足够暗，可以安装遮光的窗帘，或者佩戴眼罩等。

3. 人体的体内温度上升后迅速下降的过程能助眠，这个下降的过程是能让人入睡的关键，因此可以在睡前1个小时洗澡，更利于入睡。

4. 理想的打盹时长大约是30分钟，但早上7点到中午12点、晚上6点到8点之间要抑制想打盹的欲望，否则不利于晚上睡眠。

5. 睡前喝咖啡或饮酒都不利于睡眠。咖啡让人保持清醒，难入睡。喝酒虽然会使人产生困意，但只是浅睡眠，无法深度睡眠，而且后半夜易醒。

6. 蛋白质让人保持清醒，建议中午摄入；碳水化合物使人产生困意，建议晚餐摄入，不过最好是在就寝前4个小时进食。

3. 不良情绪可能引发生理疾病吗?

正确答案: 是的。

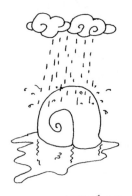

天气坏一川候俗在亮生慢太燎.

　　深夜，静悄悄的小区，传来一个女人的咆哮声："什么关系？！说！到底是什么关系？"当你支起耳朵以为能听到一出家庭伦理大戏的时候，女人继续气愤地喊道："互为相反数啊！"

　　陪孩子写作业是妈妈们日常最头疼的事情，生活可远比段子来得更夸张，让人哭笑不得呢！有新闻报道，南京某医院收治了一位陪孩子写作业气出脑梗的妈妈。这位妈妈的女儿上三年级，作业多又磨蹭，快10点半了还没写完，妈妈一着急，当时就气得手直哆嗦，字写得歪歪扭扭，讲话也大舌头。她当时以为都是一时生气导致的，没想到过了两三天都没好转，这才意识到问题，赶紧到医院检查，被医院确诊为"脑梗死"。

　　此新闻一出，引来各种共鸣，家长们纷纷表示"带娃不易，保重身体"。

　　还有妈妈晒出各个阶段的必读书单，从《孩子您慢慢来》到《论持久战》再到《高血压心脏病的预防宝典》，可谓是花样百出，饱含各种心酸。

　　家长们带娃的焦虑情绪会引发生理疾病，同样，其他不良情绪也可能降低身体免疫力，使人们更容易患病。研究者发现，悲伤等消极情绪能降低血液中免疫细胞的数量，反之，开心等积极的情绪能提高免疫细胞的数量。俗语"笑一笑，十年少；愁一愁，白了头"，说的正是情绪与身体健康相互影响的道理。

　　情绪的应激对于免疫系统会产生抑制的反应。它通常会激活人的下丘脑、垂体、肾上腺轴和交感神经系统，带来神经递质分泌水平的变化，进而抑制机体的免疫水平，造成更大的患病风险。大量关于情绪与生理疾病之间关联的研究发现，当我们陷入到抑郁、焦虑等不良情绪之中，身体的免疫细胞数量会减少，细胞的活力也会受到影响。

　　很多人都了解癌症的发生与不良情绪有关。在关于癌症与心理之间的研究里，研究者发现癌症患者有一些相似的人格特征，把它概括成C型人格。所谓C型人格就是用癌症（cancer）英文词首字母作为代表，这种人格（也就是我们通俗所说的性格）的特征主要是面对不愉快的、压力较大的生活事件时，会容易压抑自己的情绪，过分的忍让，回避矛盾，向内的愤怒指向等。

　　同时不良的情绪不仅会触发癌症，还会带来很多日常的生理疾病。很多人有的生活经验是情绪不良，压力过大，一段时间会更容易感冒。那么大量的心身医学的研究会探讨不良情绪对于胃肠道疾病、心血管疾病等多种疾病的影响。进一步来说，在患病以后，情绪是积极还是消极，也会影响疾病的康复。对于癌症患者，研究者们进行过很多情绪与免疫水平的研究，会发现不仅情绪较好的时候，免疫水平得到较好的恢复，而且通过心理的干预，如积极的想象放松训练等，也可以提高患者的积极情绪，进一步影响到免疫水平的恢复和维护。

情绪通过生理的机制，在很多微观的层面对人的身体发生影响，由于身心之间存在着密切的相互关系，患上生理疾病，往往还会带来心情的低落或焦虑，反过来心情的焦虑、抑郁也会促发各类生理疾病。因此，在发现情绪不良时及时进行干预，不仅是维护心理健康的重要方式，也非常有助于维护生理健康。从某一个角度来说，最高的养生方式必须包括对心理的调节、维护和积极的心态，情绪还会影响伤口愈合的速度。研究发现，手术后焦虑水平较高的患者，伤口愈合的更慢。

如果错误对待不良情绪，不把它当回事，可能不及时对它调整，也可能只顾得预防和治疗生理疾病，忽视了对不良情绪的调控，进而影响身心健康。

4. 高血压、冠心病、胃溃疡都属于心身疾病吗？

正确答案：是的。

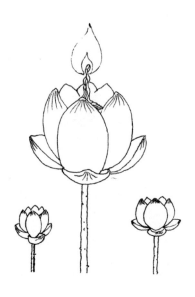

老吴最近一两年常感觉头晕头痛，胸闷气促，在老伴的建议下决定去医院看看，一检查才知道自己是得了高血压。

大夫一边给老吴开方子，一边语重心长地说："高血压现在是常见病，要按时服药，勤复查，而且要注意改善生活方式，注意饮食。对了，咱们医院最近在招募高血压病友的团体治疗，你也来参加参加，对你的恢复有好处。"

老吴纳闷了，高血压这种病吃药不就行了吗？团体治疗是个什么？有用吗？

虽然疑惑，但看到医生大力推荐，而且医院确实张贴了正式的招募通知，想着自己退休了，时间也充裕，那就参加看看吧。

一周后老吴参加了第一次团体治疗，带队的是一名心理学背景的专家，一共有7个病友参与。整个过程不吃药，不打针，只是大家围坐在一起说说话，分享分享，或者合作一些活动。老吴觉得挺有意思，90分钟的内容，结束后觉得很舒畅。

老吴回去在网上又查了资料，才知道这个是心理治疗，一群人因为同一个主题聚到一起，也属于团体治疗。对于患病机制和心理都有关的疾病，心理治疗是很重要的。高血压就是心身疾病的一类，所以自己一边吃药，一边接受心理治疗，双管齐下，能更好地康复。

在接下去的几次心理治疗中，专家会引导大家交流情绪方面的话题，还手把手教给了大家一些调控情绪的常识和技巧。专家说生活中要注意调节控制自己的情绪，经常生气，烦躁发怒，不利于血压恢复；保持心情舒畅，冷静乐观才能控制血压。

老吴才慢慢意识到身体得病了，在心理上也需要多加注意。这个团体小组不仅帮助了老吴恢复健康，还让老吴第一次开始认识自己的脾气，了解自己的情绪，并且学会去管理自己。

事实上，心理和生理是相互影响的，心理上的问题会反映在生理上，生理上的问题也会影响心理。心身疾病就是一个典型的代表，它告诉我们有些身体上的疾病与心理因素是有关的。人类疾病有三分之二与心理刺激、生活境遇有关，其中心身疾病大约占三分之一。

心身疾病是指一组与心理和社会因素密切相关、但以躯体症状表现为主的疾病。常见的心身疾病包括冠心病、高血压、胃溃疡、睡眠障碍等。研究显示个性、应对方式、社会支持等心理社会因素与多种心身疾病的发生发展有密切关系。心身疾病的存在，证明了心理因素对生理状态的影响。因此，保持健康的心理、积极的情绪是促进生理健康的重要途径。如果缺乏这一知识，在相关疾病的预防和治疗中，可能不够重视心理因素的影响，因而无法进行全面有效的干预，同时，忽视心理因素还会面临更高的复发率。

在前面老吴的案例里，老吴平时情绪比较暴躁，容易生气，这样的情绪特征通常会导致心血管系统承受更大的压力。这是因为人在愤怒的情况下，往往心跳加快，更多的血液被输送到身体各处，如果长期处在愤怒的情绪下，身体就会承担过强的负担，因而产生异常。所以心身疾病中，心理是导致生理疾病的原因之一。

老吴通过心理治疗及时有效地调控自己的情绪，减少生活中的愤怒，从而减少了相关的生理负担，这有利于疾病的康复和未来复发的预防。

心理对于生理的影响有多种途径，除了直接带来生理的变化，心理特点也会影响到健康生活方式。例如，高血压通常与摄入的食盐过量有关，应该选择更清淡的饮食，但维持这一健康生活方式，不仅需要与高血压有关的医学知识，还需要具有一定的自控能力。

人们在生活中常常会利用饮食来调控情绪，通过食物的刺激带来心情的宣泄和心理上的满足。例如，有些人认为如果心情不好，就应该吃一顿火锅，"没有什么不是一顿火锅无法解决的，如果不是，那就应该是两顿火锅"。然而，这种通过特定饮食来调控情绪的方式可能带来各种隐患，如过多地摄入甜食，会使人容易发胖，而肥胖是多种疾病的风险因素；过多地食用刺激类的食物，可能带来胃肠系统的过度刺激，进而诱发胃肠系统各类疾病；在过晚的时候吃夜宵，或者用其他的方式不遵守健康生活节律地使用饮食来调节情绪，会带来免疫系统的紊乱。过多的熬夜和吃夜宵，也是糖尿病的风险因素。

　　如果我们忽视各种心理因素的影响。对于心身疾病仅采用具体的针对的治疗方式，就可能忽视一些潜在的促发疾病的因素，可能会导致表面上疾病症状看似改善，但是过了一段时间又复发，这是由于与心理行为有关的一系列导致发病的因素并没有改变，在积累一段时间之后导致同样的或同类的疾病再次发生。因此，维护人的整体健康，在生理疾病，特别是心身类的生理疾病治疗中，需要纳入对心理的评估和干预。

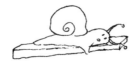

自杀预防

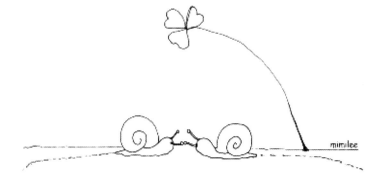

1. 自杀的人都有心理疾病吗？

正确答案：不是。

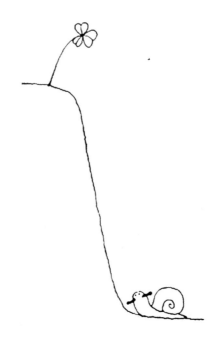

"啊，我的最爱的朱丽叶，为何你依然是那么美丽？难道那飘忽的死亡，那面目枯黄的恶鬼，亦是个好色之徒，把你隐藏囚禁在这暗无天日的洞府中，给他当情妇？决不能让这样的事情发生，所以我要在这永无白昼的洞穴中陪伴着你；我要住在这儿，与那些成为你婢女的蛆虫们在一起。啊！我要挣脱我那早已经厌倦红尘的肉身，永久地在这儿安息。眼睛，快把你的最后一眼瞧完。手臂，快将你的最后一次拥抱结束！啊！嘴唇，用你这个呼吸的通路，快用你那合法的吻与包纳一切的死亡来签订一个永久的盟誓吧！来吧，苦涩的指路人，你这绝望的领路人，现在赶快把你的厌倦于风涛的船舶向那岩上冲撞过去吧！我要为了我的爱人将这一杯干掉！（饮药）啊！那个卖药的人所说果然正确，药性竟如此猛烈地发作！我在这一吻中去见我的爱人。（死）"

罗密欧与朱丽叶来自世代深仇的对立家族，然而这对青年男女一见钟情，倾心相爱。朱丽叶不愿接受父亲安排的婚姻，在神父的帮助下服药假死，以便苏醒后与罗密欧远走高飞。但阴差阳错，罗密欧以为爱人真的离世了，哀痛难当，在她身旁服毒殉情。朱丽叶苏醒后也不愿独活，抽出罗密欧的剑自刺而亡。

罗密欧和朱丽叶为情自杀，是强烈的感情驱使下做出的冲动行为，令人抱憾不已，但这两人的自杀并非出于心理疾病。

　　某些类型的心理疾病患者的自杀比例高于普通人群，如抑郁症、精神分裂症患者等。高收入国家以往的研究普遍发现，大多数自杀死亡者存在心理疾病，但北京回龙观医院临床流行病学研究室主任费立鹏等对我国研究发现，约有三分之一的自杀者并无心理疾病。如果持有"自杀的人都有心理疾病"这样的观点，实际上是对自杀者的贬低和排斥，也不利于有效的自杀预防。费立鹏指出，自杀行为受到社会和文化的很大影响。除了心理健康问题导致的自杀，社会层面的问题如家庭矛盾、老年人疾病也是常见的自杀原因。对于在急诊室收治的自杀未遂者调查发现，其中60%并无心理疾病，60%从自杀想法的出现到实施不超过两个小时，带有明显的冲动性。过去二十多年来，我国是自杀率全世界下降最快的国家。我国自杀人数占全球自杀人数的比例，在1990~2013年间，从32.8%大幅下降到15.5%。每十万人口的自杀率在1990~2016年间从23.8%下降到8.5%，但在此时期我国心理疾病的患病率并无下降，显示出在我国自杀行为与心理疾病并不是紧密关联的。

　　自杀者往往出于强烈的心理痛苦，而心理痛苦也确实是心理疾病的重要判断指标。但是，仅仅出现心理痛苦并不足以诊断心理疾病，有些痛苦是对创伤情境的正常反应。只有心理痛苦与现实压力不符并持续一段时间（如抑郁症的诊断中，情绪低落需存在两周以上），才可做出心理疾病的诊断。

　　自杀行为的研究者发现，自杀者的心理痛苦有其特点：

自杀者由于感到痛苦强烈、无法承受，而且永久无尽、无法逃避，于是将自杀视为一种可以摆脱痛苦的路径。从这个角度来说，自杀者在认知特点上具有全或无思维（或称非黑即白思维）的特点。哈姆雷特的"生存还是死亡"就是这种思维特点的一个典型例子。当然生存与死亡是符合逻辑的二分法。但是如果一个人认为生存等于一个人绵绵无尽的痛苦，唯一的解决方案是死亡，则是存在认知偏差的二分法。其实，这也提示着自杀者在强烈的痛苦情绪下，解决问题的能力受到严重的限制，无法考虑和尝试更多解决问题的方法，因此辩证思维训练、解决问题技能的提升，甚至扩展到一些生活技能的培训都是自杀预防会采用的方法。当前我国自杀现象有低龄化的趋势。对于儿童青少年出现的自杀行为分析发现，这可能与儿童青少年对自杀行为的严重后果认识不足有关，因此开展普及生命教育也是当前重视的一个领域。

人是社会性的动物。社会支持（即来自家人、朋友及其他人的抚慰帮助）对缓解主观痛苦、找到更多解决方法非常重要。如果想要自杀的人能够及时求助，而收到求助信号的人具备足够的敏感性和基本知识，能够提供恰当的支持帮助，则自杀行为可得到有效的预防。因此，我们要普及有关自杀行为的科学认识，减少偏见和误解，避免这种偏见阻挡自杀风险者的求助之路。

2. 如果一个人自杀没有成功，他通常就不会再自杀了吗？

正确答案：不是。

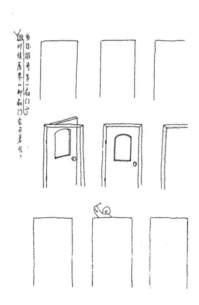

在威廉眼中，人生不过是从无意义中创造意义的徒劳挣扎。一次又一次的，他试图结束自己的生命。他尝试上吊，尝试用汽车尾气中的一氧化碳，尝试喝酒并服用安眠药，尝试触电，尝试走上马路让自己被车撞死，跳下大桥让自己溺水而亡。但这些努力都没有成功。后来他付给职业杀手一笔酬劳，请他杀死自己——这是来自于英国喜剧片《一周不死，全额退款》的故事片段。

喜剧采用了艺术的夸张，但启发却来源于生活。国内外的新闻媒体都曾报道过多次尝试自杀而没有死亡的喜剧性故事。但在自杀预防与危机干预的工作中，临床工作者更可能遇到的是悲剧故事：从生死线上挽回的生命，再次在强烈的自杀冲动驱使下做出轻生行为，有时已经没有救治的机会。

人们误以为，如果一个人自杀了没有死，会有种种原因让他不再想自杀。比如人们可能认为尝试自杀者在体验了自杀过程的痛苦后，就会驻足不前；或者在生与死之间转了一圈，已然大彻大悟，放下轻生之念。然而，临床实践和研究都发现，自杀未遂者是自杀行为最高危的人群，也就是说，在各种预测未来自杀行为发生的因素中，以往曾经尝试过自杀，是预测力最强的一个因素。研究者关注人们选择自杀的原因和其中的心理过程，对于已然自杀身亡的人，通过心理解剖的方法研究他们的生前的境遇和心理状态。这样的方法无法得到当事人主观视角的很多资料。自杀未遂者是最接近于自杀者的人群，因此很多研究关注自杀未遂者的风险因素与心理干预。对自杀未遂者的追踪研究显示，他们有较高比例再次出现自杀行为。国外一篇研究追踪十八个月，发现有24%的自杀未遂者再次尝试自杀。另一篇研究追踪九年，发现这一比例高达44%。我国一项研究对115例住院自杀未遂者出院后进行了长达六年的追踪，发现其中21例再次出现自杀行为（18.3%），自杀死亡者5例（4.3%）。

可见，与普通人群中接近万分之一的自杀行为出现率相比，自杀未遂人群做出自杀行为的比例远高于普通人群。这也就意味着他们是自杀预防工作中需要重点关注的高危群体。如果没有经过有效的治疗干预，自杀未遂者并不必然会从一次生死危机中成长顿悟，而可能再次采取自杀行为。其中伴有心理疾病的自杀未遂者的自杀风险率最高。如果精神分裂症没有得到有效的控制，抑郁症没有得到有效的治疗，曾经尝试过自杀的患者非常有可能在病情的影响下再次出现自杀行为。而对于没有心理疾病的自杀未遂者来说，如果生活压力和应对压力的能力没有提高，其自杀风险也仍然较高。研究者针对自杀未遂者的不同干预措施效果也进行了研究，发现很多自杀未遂者需要全面的评估和长期的干预。

3. 真正要自杀的人是不会说出来的吗?

正确答案：不是。

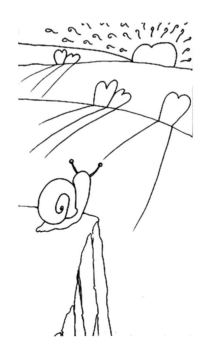

"我有抑郁症，所以就去死一死，没什么重要的原因，大家不必在意我的离开。拜拜啦。"2012年3月18日10点54分，一条来自网友"走饭"的新浪微博消息引发关注，众多网友相继转发寻人。2012年3月19日凌晨1点32分，公安系统发布微博，确认"走饭"已经遗憾去世。

"走饭"的好友想起她生前说过的一句话："活着才累呢，死亡是个解脱。"当时好友并未当回事，没想到"走饭"真的做出了轻生的行为。

在社交媒体上表露自杀想法，后来被确认自杀身亡，这样的情况并非只有"走饭"一人。

有些人以为那些吐露自己想要自杀的人，不过是博人眼球，想要得到更多的关注或关心。甚至认为如果一个人真的想要自杀，就会坚定地采取行动，不必向他人反复提起。但实际的情况是，大多数自杀者在实施自杀之前都会通过这样或那样的方式表露自己的想法。对中国自杀问题研究长达数十年的专家费立鹏指出，90%的自杀者都提前表露出比较明显的征兆。自杀者表露出来的迹象可能有这样一些：

流露出无助或无望的想法，情绪十分悲伤。常说自己一事无成，无法挽救，非常绝望。

与他人谈论自杀的话题，如自杀想法、自杀计划，甚至开自杀方面的玩笑。比如"哪种方法死更好""我死了大家都好了"等。注意，真正自杀的人也很有可能与人讨论相关话题，这往往说明他们心情复杂，这些话的背后其实是在求助。他们也有可能以文字形式，在微博和日记中提到关于死亡的话题，甚至写下遗书。

与周围人告别。可能会跟很久没联系的人告别，说出"下次见面可能没机会了""如果你身边突然没了一个人，会是一种什么样的感觉？"这样的话。

躲起来，不与他人交往。他们可能避开朋友或亲人，自己找个地方准备离开。

外表、行为及性格反常。如一个很低调的人突然开始穿另类的衣服；饮食和睡眠习惯改变；一个对生活麻木的人突然变得敏感和过度积极。

把自己珍贵的东西送人。为了安排好后事，他们可能会把自己在乎的东西托付他人，比如宠物、收藏品等，一件件交代好。

突然表现出情绪的平静。这些人可能是做出自杀的决定之后，反而变得平静，让周围的人误以为他"想开了"。

出现很危险的自伤行为，如吸毒、割伤自己等。

很多自杀者会通过言语直接或间接地表露自杀的想法，如"活着太累了，真的好想要逃开""真的坚持不下去了""如果我不在了，应该对大家都更好吧"等。虽然许多话是以看似轻松的口吻说出来的，就像"走饭"一样，但并不能因此而低估说话者的自杀意图。

对于自杀的风险信号不够了解的情况下，人们容易低估自杀风险。为何人们可能不会重视自杀者吐露的轻生想法？其原因是多重的。

一方面，确实并非想过自杀的人都会真的实施自杀。研究者将自杀行为的层次分为三种，第一是自杀意念，即产生了想要自杀的想法；第二是自杀计划，会考虑自杀的具体方式，为自杀而做准备；第三是自杀行为，即实施自杀。自杀意念在人群中有一定的发生比例。研究者采取不同的工具、界定标准，报告自杀意念的发生比例从100个人中有几人到100个人中有几十人不等。具有自杀意念的人中，有少数会进行自杀计划的准备；有更少的人会真正实施自杀。所以，与想过自杀的人数相比，真正实施自杀的人会少得多。而这一现实情况的存在会让人们感到，表露自杀想法的人常常未必会真正实施自杀。但需要注意的是，向他人吐露自杀的想法、向他人告别，这种行为是比仅在脑中冒出自杀的念头更进一步的自杀风险。

另一方面，是我们对于自杀现象持有回避的态度，甚至在一定程度上把它看成一种禁忌。人们觉得自杀是可怕的，因此在谈话中、在理解谈话时，会倾向于回避这个主题。受到这种压力的影响，想要自杀的人也会感觉到难以充分吐露自己的想法，往往会用故作轻松的方式、试探性地流露轻生的念头。许多自杀者内心有一种阻碍，使自己无法向他人求助。他们害怕如果自己吐露痛苦，就会给别人带来负担。这也是他们会采用轻描淡写的口吻的一部分原因。因为人的痛苦存在于内心，如果不充分沟通，甚至去刻意隐藏，那么身边的人是难以充分体会的。

此外，人的心理上存在一定的惰性，倾向于认为未来的生活会按过去的经验同样地持续，而常常不倾向于主动发现变化，特别是负面而剧烈的变化。我们更愿意相信一个表露自杀想法的人并不是当真的，他不会真的有一天结束自己的生命。然而这种有意无意的乐观和忽视可能阻碍我们及时帮助那些深藏痛苦、想要自杀的人。

小贴士

自杀行为风险评估主要包括以下5个方面：

1.对方自杀想法和自杀计划。

（1）评估自杀想法持续的时间、频率以及强度。

（2）若有潜在自杀计划，进一步探讨计划的具体性、方法的致命性和计划的可行性。若一个计划越具体、方法致命性越高，而且计划十分可行，说明自杀风险越高。

2.对方既往及近亲属相关自杀、自伤经历。

（1）自己的自伤自杀经历：对方过去是否曾经威胁过或尝试过自杀，最终自杀身亡的人中有接近四分之三的人曾经有过自杀未遂的经历。过去的自杀行为中致命性越高，现在的危险就越大。如果他过去曾产生过自杀念头，要问是什么使他没有失去控制去真的自杀。因为过去曾经起过作用的事情就有机会再次起作用，如对宠物的爱，对亲人的不舍等。

（2）朋友或亲属的自伤自杀经历：有没有亲密的朋友或家庭成员曾经尝试自杀或自杀身亡。无论是亲身经历或是间接知道，这些家族史和经历都会增加自杀行为危险。

3. 对方目前所经历的现实压力及其应对能力。

现实压力是指对方目前所面对的现实压力事件，可能包括重要亲人的离去、事业受创、反复持久性的挫折事件等。如果目前所经历的现实事件对当事人构成较大压力，甚至已经超过了他的应对的能力，他感到无法面对，完全没有希望了。这样的人处在高危的状态。

4. 对方的支持资源。

支持资源是预防和阻止自杀的最重要的保护性因素。我们需要从对方的内在资源和外在资源两个方面去评估当事人所具有的资源，并且要评估资源的可利用性。

（1）内在资源是指他如何去处理之前的困境的方式。

（2）外在资源是个案的社会支持系统的质量、适当性及可利用性，还有个案接受这些支持的意愿及能力。外在资源的关键在于，不管个案是否认为自己能得到支持，他是否能觉察和感受到这些支持，比任何客观上认为的支持来得有意义。例如，父母虽然不在身边，也无法给予直接的帮助，但是个案感受到父母之爱，感到不论发生怎样的情况，都会得到父母、家人的无条件的支持。

5.对方是否符合某一种或多种精神疾病诊断。

抑郁症、双向情感障碍、精神分裂症和边缘型人格障碍等精神疾病患者，他们的自杀风险比普通人更高。不同类型的精神疾病的自杀风险是不同的。不是所有类型的精神疾病患者都有自杀的风险，同时，自杀的人也不一定都患有精神疾病。

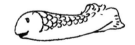

157

4. 精神分裂症患者具有较高的自杀风险吗?

正确答案: 是的。

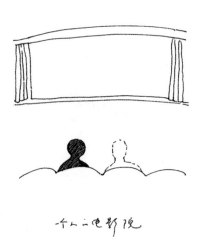

2015年，某地人民法院判决了一起民事纠纷。刘晶（化名）一家将精神卫生机构告上了法庭，这是为什么呢？

原来两年前，刘晶陪同母亲前往精神卫生机构就诊，被诊断为精神分裂症并开具药物，服药十天后，母亲突然坠楼自杀身亡。刘晶不能理解，为什么正在服药的母亲会突然自杀，是医院开错了药吗？是药物的副作用吗？作为儿女，以为带母亲就医后"一切都会好起来"，却没想到竟突然发生了这样的变故，这难道不是医院的错吗？

怀着悲愤的心情，刘晶一纸诉状将这家精神卫生机构告上了法庭。

精神卫生机构方面对刘晶的控诉给出了如下反驳，某药品说明书中提到"在精神病中，自杀倾向具有固有可能性，药物治疗时应密切监测高危患者"。并不是指服用某药会导致患者自杀，而是因为精神分裂症患者的自杀风险较正常人高。

精神卫生机构方还引用了人民军医出版社出版的《精神病学高级教程》第125页的内容，"有50%的病人曾试图自杀，10%的病人最终死于自杀"，可见精神分裂症患者的病情进展即存在自杀倾向。也就是说精神分裂症患者不论是否服药，都属于自杀风险较高的群体，家属切不可因为服药就掉以轻心，应仔细观察，小心照看。

此外，刘晶的母亲从开始服药到自杀身亡，中间仅有十天时间，任何药物从开始服用到真正发挥药效都有一个过程，也就是药物的起效期，在这么短的时间内我们很难判断药物对个体起到了什么影响。一服药就推断药物导致了行为，这是不充分的。事实上没有一吃就好的灵丹妙药，药物在体内作用起效的快慢受到个人体质、对药物的吸收程度等的影响。

案件最终刘晶败诉，大家唏嘘之余也深感惊讶，原来精神分裂症患者自杀的风险如此高，即使在开始服药后也需要高度注意。

精神分裂症患者的自杀风险远高于普通人群。不同研究者认为，精神分裂症患者的自杀风险是普通人群的10~20余倍。我国研究者对我国2003~2017年间涉及129243例精神分裂症患者的18篇研究报告进行元分析发现，我国精神分裂症患者的自杀相关行为发生率高于欧美国家，自杀相关行为发生率为14.19%；自杀意念/倾向/观念发生率为27.76%；报告的自杀死亡发生率在0.18%~4.2%之间。

一般公众容易担心精神分裂症患者出现伤害他人的行为，而对其自杀风险缺乏足够的认识。与普通人群相比，精神分裂症病人的自杀更具有突然发生的特征，预测难度大。因此，更需要及早评估风险，充分重视。

精神分裂症患者在发病早期和疾病恢复初期的自杀风险最高。疾病早期自杀率高可能与此时尚未接受治疗或治疗尚未起效，患者常伴有严重的精神疾病症状有关。伴有抑郁症状的精神分裂症患者、存在被害妄想和幻觉的患者自杀风险更高。疾病恢复初期的自杀率高则可能是因为随着疾病症状的缓解，患者自知力提高，能够更充分认识到自己患病，但与此同时难以接受患病的现状，难以承受现实的压力，导致出现自杀想法与行为。此外，一些精神分裂症患者出现治疗延误或中断的情况时，也会增大自杀的风险。在前面的案例中，刘晶的母亲药物治疗尚未充分起效，症状仍处于较严重的水平，同时也存在着出现症状后长时间没有就医，治疗延误的情况。如果对于精神分裂症的自杀风险缺乏认识，对于自杀高危阶段缺乏了解，可能导致对精神分裂症患者看护不足，无法防范潜在的自杀风险。

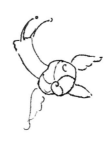

5. 自杀行为会传染吗?

正确答案: 是的。

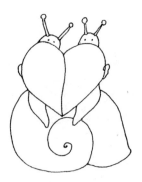

两百多年前，歌德的一本小说引起极大轰动，不仅使歌德名声大振，而且在整个欧洲大陆掀起了一股模仿主人公自杀的风潮。正是因为这样的原因，好几个国家都把它列为禁书。这本书的名字叫《少年维特之烦恼》。因为这一事件，后来人们也把自杀经报道后引起社会效仿的现象称之为"维特效应"。研究者戴维对此现象进行了系列研究，证实在对轰动性的自杀事件进行报道后，在报道覆盖地区随之自杀率便出现了大幅提升。

班杜拉的社会学习论中提到，人类的大多数行为是通过观察学会的。那些已经自杀的人是其他人应对困扰及解决问题的"榜样"。模仿学习受许多因素的影响，例如，自杀高危人群对情况或者问题与自己相似的自杀者产生身份认同，并用模仿对方的方法来试图"解决问题"。此外，自杀传染也存在"名人效应"，研究者发现娱乐界及政界的名人自杀报道所引发的模仿自杀是普通人的自杀报道影响的14.3倍。例如，在媒体报道了玛丽莲·梦露的自杀新闻之后，一个月内美国自杀率急升12.0%，同年全世界的自杀率增长了10.0%。

2003年4月1日，香港著名明星张国荣自杀坠楼身亡。一时间媒体竞相报道。从当月1日深夜到2日凌晨，9小时内，全香港相继有6名男女跳楼自杀，其中5人不治，轻生原因涉及感情、失业、经济、病痛困扰等方面。但无疑艺人张国荣自杀身亡，强化了原本已有自杀倾向的人寻死的念头。2010
年，某企业员工连续发生十几起跳楼自杀事件。心理学专业
人员认为，在此期间媒体的详细报道和逐级增加的媒体关注，
对自杀起了推波助澜的作用。

　　媒体播报可能引起自杀传染，这一现象意味着媒体在报
道自杀时应该注意一些伦理准则。媒体在报道自杀事件时，
应该围绕事实简要报道。不应围绕自杀事件过多地反复报道，
因为这会提高自杀传染的概率。不应对自杀方法、过程的具
体细节进行报道，以免受众模仿；不应将自杀者英雄化或美
化；也不应暗示自杀能够帮助当事人达成某种目的，这都可
能在宣扬自杀的好处。与此同时，在报道自杀时，媒体应同
时为人们提供自杀预防热线及其他求助资源。

　　自杀传染不仅来自于媒体的播报，也来自于知晓身边的
亲属、同学等实施自杀的消息。在亲友、同学、同事等熟人
自杀后，经历过这一事件的人自杀意念和自杀企图的风险提
高，比没有经历过的人高五六倍，而且这一影响可能存在较
长时间。为了预防周围的人自杀所带来的传染效应，自杀事
件发生后，不应避而不谈，而需要及时主动地开展危机评估
和干预。对于自杀者的家人、朋友、同学、同事等及时进行
心理健康状况的评估，筛查出可能有自杀风险的人，根据不
同的风险等级及时地给予心理干预。这一评估和干预的目的
也不仅限于预防自杀传染，在目睹或知晓他人自杀后，人们
可能产生创伤后应激障碍、抑郁等心理反应。及时的评估和

干预有助于预防相关心理疾病的出现。

自杀传染的研究尚不成熟。但已有多项研究发现，青少年是自杀传染的易感人群：他们更容易受到媒体的影响，更容易出现模仿自杀的现象。因此，需要特别注重自杀事件后对青少年的主动筛查和干预。

儿童篇

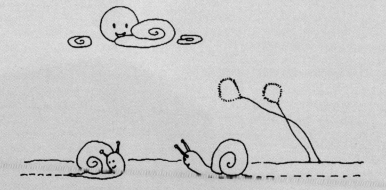

儿童教育

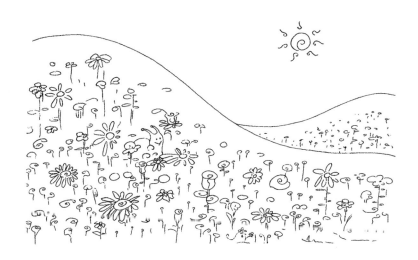

1. 幼儿撒谎就是道德品质有问题吗?

正确答案:不是。

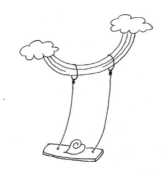

　　诚诚上幼儿园中班，是个非常懂事的孩子。有一天妈妈下班回家，看到诚诚已经在家里画画了，妈妈摸摸诚诚的头说，"诚诚真乖，继续画"，接着走进厨房，打开冰箱准备做晚餐。这时，敏锐的妈妈发现冰箱里少了两瓶牛奶，心里想，"咦，我不是告诉诚诚每天白天只喝一瓶吗，难道孩子多喝了？"

　　妈妈探头问诚诚："宝宝，今天喝牛奶了吗？"

　　诚诚一边画画，一边回答："喝啦。"

　　"喝了几瓶呀？"

　　"一瓶呀。"

　　妈妈心里嘀咕，为什么会少了两瓶呢。是不是孩子多喝了一瓶，但是害怕妈妈批评不说实话。小小年纪就撒谎，这可是严重的品德问题。于是，妈妈来到诚诚身边，循循善诱地耐心询问孩子白天什么时候喝的牛奶，怎么喝的，是不是自己多喝了一瓶忘了。问到后来，诚诚也有点不太确定了，是不是自己真的什么时候喝了第二瓶但是不记得了呢？

　　妈妈始终没有问出第二瓶牛奶去哪里了，心里越来越焦躁，家里的气氛也变得紧张起来。

　　到底是怎么回事？到底是孩子忘了，还是在撒谎？忽然，妈妈想到可以问问白天来帮忙照顾孩子的姥姥。妈妈立即拿起了手机，听到妈妈通话，诚诚也凑到旁边听。

　　"诚诚今天喝了几瓶牛奶呀？"

　　姥姥说："一瓶呀。"

"那冰箱里好像少了两瓶？"

"噢，我拿了一瓶做面包啊。"

听到这里，诚诚哇的一声哭了。妈妈才意识到，自己的逼问给了孩子那么大的压力。

诚诚妈妈之所以对家里少了一瓶牛奶如此在意，是因为她在意的并不是牛奶去哪儿了，而是孩子有没有说谎。而她之所以如此在意小孩有没有说谎，是因为她认为极小的孩子说谎意味着品德出现了问题，需要及早注意。然而，这可能是由于对孩子正常发展的规律不够了解造成的。

判断一个孩子的行为是不是正常的，需要考虑到他的年龄。以说谎为例，在六岁左右，儿童说谎的发生率大约是50%，也就是说一半的孩子都会出现这样的行为，这种普遍行为大多不是因为心理异常，而是因为儿童在这个发展阶段开始具备了撒谎所需要的"能力"。

为什么说撒谎是一种能力呢？因为要想撒谎，你首先需要明白你所知道的事情别人可能不知道，因为那个人不在现场或者无法掌握相关信息，所以你并不会被拆穿；还有，你知道如何给出错误的信息，引导别人对事实形成错误的认识。这是一个相当复杂的观察和推理过程，通过观察外界环境、情境和他人的行为，猜测出他人的心态、意向，并预测对方下一步的行为。心理学家研究认为只有到达一定年龄的人和极少数具备社会行为的动物才可以做到，如黑猩猩。通常孩子刚开始具备说谎能力的时候，他的道德发展水平也处在相对早期的阶段，不能充分理解说谎的危害。所以，低龄的儿童撒谎其实与品德无关。

到达青春期后，孩子说谎的发生率会降低到10%以下，意味着说谎在这个年龄段不是一种普遍现象了，但仍不能把说谎简单地等同于道德败坏。有时候孩子说谎是为了回避某种不良后果，比如不让妈妈生气；或者为了满足某种心理需要，显示自己是很特别的。如果孩子比较容易向家长说谎，那么家长则应该反思，是不是因为自己不具备听真话的能力。

但是在上幼儿园的低龄儿童中，即使家长看到说谎，也可能不是孩子有意欺骗或隐瞒。因为在这个年龄段，很多孩子对于什么是现实中真正发生的，什么是自己脑海中幻想和希望的分不清楚，所以有时候孩子说出与现在情况不相符的描述，也许只是在表达他的想象或者他的愿望，并非刻意要误导别人或者歪曲真相。小婴儿出生后成长在自己主观幻想的世界里，随着孩子一天天长大，他越来越能够意识到还有一个现实世界，也越来越能够遵从现实世界。

如果过于严苛地用道德来判断低龄孩子的各种行为，可能对幼儿的"撒谎"小题大做，对儿童的心理发展带来不必要的伤害。

2. 从长远来说，为了减少孩子的哭闹，要忽略孩子轻微的哭闹，只处理严重的哭闹，这样做对吗？

正确答案：不对。

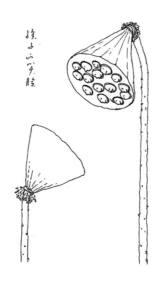

小乐快三岁的时候，父母工作忙，就将她送到老人那里照顾了一段时间。待工作稳定把小乐接回来后，父母发现，孩子添了个让人头疼的毛病——任何要求都要带着哭腔来提。抽泣着提要求，不满足就一直哭。父母一看这可不行，这件事情决不能放任。

于是夫妻俩一合计，决定统一战线，不管小乐怎么哭，都坚定地不心软、不答应她的要求！

有一次，小乐想玩别的小朋友的玩具，又一次拿起"哭"的武器，开始的时候边哭边看，见父母不理会她，就哭得更厉害，最后竟然哭到吐了！小乐妈妈还是心软了，心疼地抱着小乐说："好好好，我们买，但下不为例啊。"爸爸也在一旁叹息着点点头。

那果真"下不为例"了吗？经过这一次心软后，他们发现，自己简直是小瞧了孩子的战斗力。举了一次"白旗"之后，下次只能再割让一城，最后发展到从小声哭闹，父母拒绝，孩子哭到声嘶力竭，最后父母"投降"，满足孩子的要求，全面沦陷。大人和孩子都陷入一个怪圈里，彼此都很难受。

所以，如果忽略轻微的"哭闹"，只处理严重的，甚至妥协孩子大声哭闹时提出的要求，这其实就是一种强化。这会让孩子以为"只要我哭到难受，父母总会满足我的要求"。这是错误的，但身处其中的人可能会不清楚。

什么是强化？心理学家研究发现，一个行为发生之后所产生的效果会影响行为未来发生的可能性。如果一个行为出现之后，随之发生的是好的效果，那么这个行为未来就更有可能发生。这种好的效果会增加行为未来发生的频率，这就叫作强化，而好的效果我们把它叫作奖赏或者强化物。

强化的影响，不仅发生在人际之间，也影响着很多动物的行为。事实上，行为主义的研究者正是从动物的行为里发现了很多强化的规律，因此这些规律也同时适用于人和动物的世界。例如，在驯兽中，也会使用一种强化的组合程序，叫作塑造。

所谓塑造指的是一系列的强化组合在一起，而他们的特点是达到强化的行为标准不断提高，在较低水平做出行为，一开始能够得到强化，但当这种行为已经比较稳定地出现之后，就不能够再得到强化，而需要做出更高水平，才能够得到强化。如此一级一级的提升，逐渐使动物可以做出很高水平的行为。

在驯兽中间常常用到这种程序。例如，想训练小狗能够坐在指定的地方，长期等待主人，狗狗并不能一下子就做到这点。那么首先可以设定一个较短的时间，如10秒钟，主人示意，或者辅助狗狗坐在地上10秒钟，然后拍拍头表扬它，或者喂给它一块喜欢的零食，无论是表扬还是零食，都是强化物。是否有效则要看狗狗的个性。当狗狗很容易可以坐到10秒钟的时候，提高行为的水平，使狗狗坐满1分钟才给予强化。类似地，逐渐提高行为达到主人的要求。狗狗可以从坐到1分钟变成坐到3分钟，坐到10分钟，乃至增长到更长时间，直到主人给出可以行动的指令，才改换成其他行为。最终狗狗就学会了在主人的要求下原地坐着等待，直到狗主人带领它离开。这种塑造程序可以用来驯兽，但在人的身上使用较少一些。

对于一些智力迟滞的孩子，我们也可以用这样的程序来辅助他。在更多的时候，我们则需要意识到，如果不了解强化的原理，我们在生活中仍然会受到它的负面影响，甚至不知不觉的错误地使用这种程序。

在小乐的故事里，事实上父母无意之中使用了塑造的程序。当孩子哭得比较少的时候，父母忽略孩子的行为。而当孩子大哭大闹哭泣时间增加的时候，父母注意到孩子，并且妥协，满足孩子的要求。这实际上在行为水平较低的时候不给予强化，而在行为水平较高的时候才给予强化。如果父母一直这样做，可能会让原来很少哭泣的孩子变得"不哭则已，一哭惊人"。因为通过塑造的程序，孩子学会需要哭泣到很强烈的程度，才能够得到强化。

在这样的例子里，事实上，不仅孩子受到强化的影响，父母自身也受到强化的影响。当父母向孩子妥协，满足孩子的需求，孩子不再哭闹的时候，事实上父母也得到了某种奖赏，因而未来也更有可能做出妥协的行为。可见行为主义的规律在人际中的影响也是无处不在的。我们需要学习和了解，才能避免误用或者被它操纵而不自知。因此，为了减少孩子的哭闹，并不是忽略轻微哭闹，只处理严重哭闹就可以的。父母到底该怎么做呢？下面有一个关于处理孩子哭闹的小贴士，供大家参考。

小贴士

如何处理孩子哭闹：

1. 需要明确对待孩子的哭闹，大人应该做出回应，但是关注的程度不要忽然变化。比如突然在意，或者就如同题目所说选择忽略。应该平和地告诉他们："没关系，我在你身边。"让孩子感受到关注和安全感，慢慢冷静下来。

2. 家长自己也需要一个缓冲的时期，觉察和稳定自己的情绪。很多时候家长也没有自己想象的那么冷静，很容易被孩子或周围人的情绪影响，比如孩子在公共场合哭闹，大人会有"难堪"的体验，这很正常。先把自己的情绪处理好，再面对孩子。

3. 彼此都冷静下来后，先帮助孩子认识和表达问题。让孩子自己说出"为什么哭"，原因可能是"摔跤了""别人拿了自己喜欢的玩具"等。回应时要注意，不要指责孩子"不应该哭"或"不应该发脾气"，而是一步步引导孩子："你想要那个玩具，但玩具在那个小朋友手中，你玩不到有些着急对吗？""如果不是，你可以告诉我，你在想什么吗？"

4. 找到原因后，跟孩子一起解决问题。引导孩子思考，比如想玩别人的玩具，如果哭没有用，那你可以做些什么呢？孩子这时可能提出自己的想法："我可以和她一起玩吗？"家长这时就可鼓励孩子去问其他小朋友，并在一旁提供帮助。

5. 鼓励和强化孩子的积极行为。在过程中，一旦发现孩子有值得肯定的行为，比如"冷静下来不哭了""懂得站在他人角度思考问题"，都要挑出来再和孩子说一遍，肯定和强化这些行为，让孩子看到自己积极的改变。

"妈妈，我哭是因为想要够那个东西够不到，有些着急。"

"妈妈，我哭不是因为你没给我买那件衣服，而是你光注意玩手机，没看到我离开了。"

"妈妈，我已经知道错了，但是你在大街上骂我，让我感觉丢脸，所以我就更想哭了。"

很多时候，孩子哭是表达不被父母理解的委屈，所以，请让他们将哭闹背后的语言说出来吧！

3. 一旦发现孩子有口吃问题，大人就应该立刻纠正吗？

正确答案：不应该。

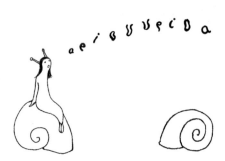

二十世纪时，口吃非常普遍，约100人当中就有1人口吃。美国爱荷华大学的语言学博士温德尔·约翰逊同样从小患有严重口吃，拿到博士学位后，为帮助患口吃的孩子们，他重点研究了语言障碍的矫正。

约翰逊认为，口吃最主要的成因是来自环境，例如，当父母认定并告知孩子有语言障碍时，会使孩子感到紧张与敏感，造成口吃状况越来越严重。

为证明自己的理论，经院方准许后约翰逊在一家孤儿院对22名孤儿开始进行口吃实验。然而，孤儿院老师以为这只是一项正常的语言缺陷治疗课程。

这22名孤儿中，10名患有口吃，12名语言正常，接着将他们分成两组，分别为实验组和对照组，每组都有5名口吃和6名正常的孩子。

在对照组中，无论孩子们讲话是否有障碍，实验人员都对他们进行鼓励；在实验组中的孩子们只要出现一丁点问题，就会遭到批评或辱骂。

一段时间后发现，实验组的孩子，无论原本口吃或正常，都开始害怕说话了，甚至拒绝交谈。而对照组的孩子，口吃的现象没有任何改善，也没有恶化。

虽然约翰逊博士的理论是正确的，但是这项实验也给很多孩子带来了不可磨灭的负面影响！

六十二年后，这项变态实验才被揭发，有关单位不得不道歉与赔偿。但是那些失去自信、不会说话的孩子却深受其害，影响了他们的一生。

看到孩子口吃，父母会很着急，会像那位约翰逊博士一样迫不及待地想找到原因并纠正过来，只是过于着急反而会适得其反。约翰逊博士为了治好孩子们的口吃，忽略了伦理道德，赔上了孩子们的一生，这样的悲剧也是我们不希望再次看到的。

那发现孩子有口吃该怎么办呢？

其实口吃在儿童早期（尤其是2~6岁）是一种正常的现象，其中80%的孩子会在长大成人后自动消失。而且据统计，出现口吃现象的孩子里，只有5%的孩子会持续较长时间（六个月以上），大部分孩子只是偶尔出现口吃，所以5岁之前不能对孩子进行口吃的诊断。

导致孩子口吃的原因有很多，可能是孩子没有想好接下来的话该怎么说，也可能是儿童的呼吸和口腔运动的肌肉等不够协调，而最重要的原因是焦虑。

焦虑会影响喉头的肌肉，使它们变得不协调，从而出现口吃的现象。很多口吃的患者，遇到人多的场合或其他情境，口吃会变得很严重，而在熟悉的人或其他情境下，几乎完全不口吃，说明口吃的主要原因不是生理原因，而是心理或者情绪方面的原因。

如果我们看到孩子一出现口吃就进行矫正，会让孩子觉得我们对他们要求很高，给他们带来压力，这样孩子说话的时候就容易紧张，反而加重了口吃行为。

在口吃的行为表现上，男孩子出现的比率大概是女孩子的4倍，这是因为男性和女性在语言能力发展上有差异。所以，低龄的孩子，特别是男孩子，存在口吃是不需要太关注的，如果父母无法对此从容应对，自己应该接受一些心理辅导。如果学龄期孩子有口吃的现象，家庭可以寻求一些心理老师进行辅导，如果孩子自己在语言表达上出现了紧张、痛苦、回避的情况，则应及时求助于心理咨询和治疗。

其实所有人在某些时候都可能出现口吃的现象，如在强烈的愤怒、焦急等情绪下说话磕磕巴巴，这是很正常的，不需要处理。但如果儿童因为口吃出现明显的痛苦，或因此影响到了人际交往，父母此时应该考虑去咨询和评估这些问题。

4. 培养孩子的关键阶段是在小学一、二年级吗?

正确答案：不是。

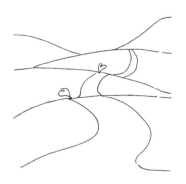

晓莉是一位有声望的教授，桃李满天下，可是在对待自己的孩子上，却出现了些问题。

在孩子2岁多的时候，晓莉因为工作忙碌，就托孩子的外婆照顾。当时她心想老人疼孩子，自己工作忙也照顾不好他，好在孩子小也不需要学太多东西，先交给老人，等大了再好好培养。

但把孩子接回来后，晓莉发现事情和她想的不太一样，孩子变得沉默，不再像以前一样喜欢父母的接触。晓莉一开始没太在意，后来有一次，自己忙，就让孩子自己吃饭。孩子明明已经学会了自己吃饭，但当晓莉忙完，却看到孩子饭没吃，一个人在那里抹眼泪，小声叫着"想奶奶"。

晓莉理亏，心里愧疚但不知道怎么办，只装作没看到。后来这种情况越来越多，晓莉便有些不耐烦，开始不自觉地挑剔孩子，觉得他不像个"男子汉"，她严厉地限制孩子的行为，一出错就责骂。在这样的环境下，孩子也慢慢怀疑自己，"我是不是个讨人厌的笨孩子啊，怎么做什么都不对？"

这个想法一出，他就有些自暴自弃了，性格上也变得自卑敏感。长大后，更是出现了学业不适应，有些厌学的倾向。

晓莉很后悔，她想，如果在孩子早年，自己陪在他身边，给他应有的陪伴和照顾，会不会一切都不一样了？

其实，从出生到3岁这段婴幼儿时期，对人一生的影响非常大。若把人的成长比作建造一座大厦，那么这段时期就是在打造地基。在这段时期，儿童需要学习如何与他人形成安全的依恋、信任感，建立对自己和他人的稳定认识，并且能够主动探索外界，勇敢面对生活中的问题与挑战。晓莉错失了陪伴孩子婴幼儿期的机会，突然地母婴分离会让孩子体验到分离的焦虑和不安全感，而在婴儿试图与老人这个温暖的看护者形成稳定的依恋关系时，晓莉又将他接回身边，使得孩子没有很好地建立起对外界的信任感。在接回身边后，晓莉也没有包容他的焦虑情绪，而是否定孩子的行为，使他产生了内疚感。

情感缺失加上要求严格，这些不恰当的回应使孩子一次次地失望，缺乏对这个世界的信任，并且对自己产生根深蒂固的自卑感，进而造成了学业和行为上的问题。所以，3岁之前的陪伴至关重要，如果忽视这一时期的养育，到孩子上了小学再重视，可能会为时已晚。

发展阶段越早，对个体心理的影响越大。有些人认为，3岁以前的事情通常不记得，所以没有什么影响，其实3岁之前的成长经历对心理的影响巨大。

美国著名的心理学家埃里克森曾提出人格发展的八阶段理论，其中0~1.5岁是孩子克服不信任感，形成基本的信任和安全感的时期，如果孩子在这个时期的生理和情感需要总是得不到满足或经常体验到挫败感，他则可能认为"这个世界是危险的，他人不值得信任"。1.5~3岁，是人们克服羞怯和怀疑，发展自主性的时期。若父母在这个时期经常否定孩子的行为，训练过严或实行不公正的体罚，就会使其产生羞怯和怀疑、缺乏主动性，并总是感到内疚。并且，著名研究者麦克里兰指出，成就动机与早期的独立性训练有关系，其对学习的影响重要且长远，它关键的发展时间是3岁前。在小学低年级培养学习习惯、适应学校生活固然重要，但更多重要而基本的心理能力需要在更早的时候培育。如果脱离了早期成长的基础去进行中小学教育，是无本之木、无源之水。

前面从一生发展和成就动机的角度，解释了为何3岁前对孩子的培养至关重要，而另一方面，多项长期的追踪研究显示，幼儿时期受到情感上的冷漠与忽略、暴力体罚和性侵犯等创伤性事件，都更有可能造成后期的抑郁、焦虑、人格障碍等心理及精神疾病。

俗话说："三岁看大，七岁看老"。早期的教养对于孩子的一生是非常重要的，如果持有错误的认识，可能会忽视早期养育，从而影响孩子心理健康成长，到了孩子上小学再发力，为时已晚。

5. 要培养孩子的自信心, 应经常表扬孩子聪明,
对吗?

正确答案: 不对。

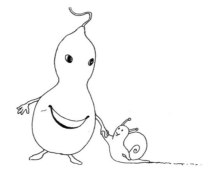

　　小华是个小男孩，上小学四年级，他曾经是班上成绩最好的学生，可是随着年级增加，他的成绩逐步下滑，为什么会这样呢？还要从他刚上小学开始说起。

　　小华刚入学的时候就是班上最聪明最活跃的同学，老师上课提问，他总能脱口而出说出正确答案，尤其在他最喜欢的数学课上。小华和同学们一起玩游戏，也是表现最机敏的那个。短短一个月，连隔壁班的老师都记住了小华的名字，同班级的家长们也都知道这个"小明星"。老师、亲人、认识的叔叔阿姨见到他都会止不住夸奖"小华真聪明，又考了第一名"。爸爸妈妈更是把聪明挂在嘴边，天天夸自己的孩子。

　　久而久之小华也认为自己特别聪明，而且沉浸在聪明带给自己的好处上。小华想："我可是班上最聪明的学生，我要一直做最聪明的学生。"后来每一次的小测验、大考试、小比赛、大竞赛，小华都在这样告诉自己，他不再想做学好数学的小华，他只想做别人口中最聪明的小华。

　　渐渐小华没有过去那么开心了，最重要的是学习这件事再也不有趣了。他开始越来越在意别人的看法，越来越担心自己表现得不够聪明。他处处小心，成绩却开始下滑了。

　　爸爸妈妈当初夸奖是为了激励孩子，周围的人捧着小华是想鼓励他更好地学习，可是却让孩子陷入了"学习无能"的困境。

　　小华的例子似乎是一个过多的夸奖捧杀的例子！家长和

老师还有周围的邻居、亲友夸奖小华，似乎是想培养小华更强的信心。然而这种夸奖不但没有起到帮助，反而破坏了小华的信心，这是为什么呢？

这是因为夸奖的方式恐怕并不合适。当我们夸奖孩子的时候，很容易想要用一些大家都觉得很好的形容词去夸奖，如漂亮、聪明，但是这样的夸奖实际上在夸奖一种稳定不变的特点，这种稳定不变的特点并不是孩子自己努力可以达到的。我们选择夸奖孩子聪明，是因为认为聪明是一件很好的事情，然而孩子会自己作出进一步的引申推论，如果我成功、我成绩好，意味着我是聪明的。当我考试失败、成绩不好的时候，是不是就意味着我是愚笨的？

当大人不断夸奖孩子"你真聪明"的时候，也在传达一种价值观，聪明是非常重要的。与此相应孩子也会感觉到如果我不聪明，那是不是就非常可怕？因此，小华在持续被夸奖为聪明的时候，他的心态出现了变化。当他在学习考试的时候就变得更加的患得患失。害怕自己没有表现好的时候，被别人认为是愚笨的。与此同时，一个人是否聪明，是否足够聪明，成为了他内心判断一个人的核心标准。

可见不恰当的夸奖对人心理的发展是有伤害的，这一点已经有大量的科学研究证明。美国著名的教育学家卡尔德威克用一系列的实验研究发现，当我们夸奖孩子聪明而不是夸奖孩子努力的时候，对孩子后续的学业表现会产生诸多不良影响。在他的研究里，他把孩子分成两组，当他们任务完成的时候，分别进行夸奖，夸奖一组孩子"你真聪明"，而夸奖另外一组孩子"你真努力"。我们直觉会认为，如果夸奖一个孩子聪明，他未来更有可能去挑战困难的任务，但实际情况并非如此。

被夸奖为聪明的那一组孩子，在后续可以自由挑选不同难度任务的时候，平均来说都选择了更加容易的任务。倒是夸奖努力的那一组选择的任务难度更高一些。为什么会这样？这是因为当这些孩子被夸奖为聪明的时候，他们更介意自己是否展现出足够的聪明，同时害怕失败意味着自己不够聪明，因而回避失败，回避较难的任务。而对于我们学习最有帮助的是什么样的任务呢？是中等难度的任务，是我们做出最大的努力能够成功的任务，是那些真正能够检验我们现在水平的任务。

而如果一个学习者想要证明的是我很聪明，他会力图避免这种任务，而尽可能选择相对能够保证成功，使自己继续展现聪明的任务。另一方面，有些孩子也会去选择一些非常难的任务，偶尔尝试。因为如果一个任务非常困难，即使失败了，也不会显得一个人不聪明，但万一成功了，就显得这个人非常聪明。所以，非常介意自我形象、担心失败、担心显示出自己不聪明的孩子会更容易选择很难或很容易的任务，而回避真正有利于他学习的中等难度的任务。长此以往，他的学习就很难稳扎稳打，一步一步前进了。

小华在受到人们的过度夸奖之后，越来越介意学习中间自己是否展现出聪明，而这一目标影响了他日常的学习，也影响了他考试的心态。如果一个学习者认为学习成绩是证明自己是否聪明的重要指标，就会对于考试成绩十分患得患失，担心考试成绩不好，受到大家的鄙夷、耻笑，甚至失去人们的尊重和欣赏，失去父母对自己的爱和认可。在这种心态的影响下，更容易出现考试焦虑。考试焦虑有可能通过考试的时候，脑海中冒出的诸多与焦虑有关的想法，如我没考好可怎么办，或者幻想自己没考好的时候，别人的反应、别人的眼光，从而干扰考试的时候集中注意力。

而有些学习者为了避免考试失败，会展现出自己不够聪明，甚至会故意让自己有可能失败。这听起来很矛盾。但是，却有一定的心理机制。具体来说是这样的，这些孩子可能会在考试之前用种种方式破坏自己的复习，例如，明明要复习，但是却发现很多材料不具备，或者在复习的时间却去打扫房间，或者让自己更容易生病，这些都会铺垫下伏笔，成为考试失败的理由。

当考试成绩不如人意，这些孩子可以在心里告诉自己，甚至也可以告诉别人说，我之所以没考好是因为我没有时间复习，我之所以没考好是因为我生病，潜台词就是我没考好，但我并不笨。这种心态不仅影响学生期间的学习，而且会长远影响一个人的成长。过度在意自己是否聪明的孩子，做各种事的目的，都会变成想要证明自己聪明而掩盖自己不够聪明，从而偏离了做事的重点，阻碍学业和事业的真正成功。

小贴士

如何提高孩子的自信心呢？

美国心理学家班杜拉提出了一个非常经典的概念——自我效能感，是指人们对自身能否有能力完成某项任务的自信程度。研究发现，我们可以从以下4个方面来提升孩子的自我效能感。

1. 行为成就。它是孩子在学习中的成功或失败的体验。成功体验多的孩子，自信心会慢慢积累，偶尔一次的失败也不会影响他的自我效能感。

2. 替代经验。孩子通过观察周围与他能力水平差不多的同伴，看他们行为及其行为的结果，从而慢慢获得一种间接的经验。当和自己差不多的同伴通过努力取得优异的表现时，孩子会觉得自己也能做到，并将同伴作为榜样，激发自己的努力和自信心。

3. 言语劝说。它是劝说者基于一定有说服力的建议和意见来影响或者改变孩子对自身自信心的方法。需要注意的是，劝说者的建议或评价不能超出孩子自身的能力范围。过于难的建议或有偏差的评价都有可能损害孩子的自我效能感。对孩子来说，值得信任的、有威信力的教师和家长对他们的影响力很大。所以，家长和老师要善用言语劝说，适时适度引导孩子，提高孩子的自信心。

4.情绪与心理状态。情绪与心理状态能够影响孩子的认知和行为。让孩子保持一个良好的情绪和心理状态，有助于提高他的能力和效率，从而取得满意的成就，增强自信。

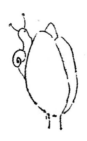

6. 要加强孩子的学习动机和兴趣，应该对孩子的好成绩多多奖励，对吗？

正确答案：不对。

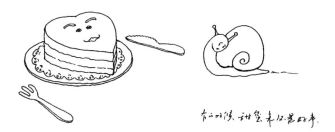

小卢是一名初中生，他在小学的时候成绩不错，而且也很喜欢学习。他特别喜欢数学，觉得很多数学题都非常有趣。但是上了初中之后，好像有点不适应，各科学习成绩都有所下降。爸爸妈妈看到小卢的情况很着急，担心他学习不够努力，所以向小卢许诺，如果考试成绩能够提高，就奖励给小卢他想要的东西，平板电脑，或假期带小卢去他想玩的地方旅游。渐渐地，关于学习的事情父母都给予小卢这样或那样的奖励。

小卢一开始受到激励，一段时间在学习上确实花了更多的时间和心思。但是不久之后，父母发现小卢常常回避学习，有时候即使考试临近了，也不能专心复习。平时学习和练习，小卢也不如以前那样坚韧。甚至后来，每当父母催促小卢去学习的时候，小卢都会提出要求，如果我做完哪些题目，就得给我什么样的奖励。没有奖励，我就不去做。

父母发现本来想帮助小卢提高学习动机的奖励体系，似乎出了问题，不但没有提高他的学习兴趣，反而使得小卢把学习当成了一个为父母而做的任务。

真正有效的学习动机是内在动机。所谓内在动机是指孩子喜欢学习这件事本身，在学习过程中就感觉到了乐趣，而不是为了学习带来的其他结果。因为良好的学习状态需要学习者专注投入，而不是总想着别的事情。出于其他原因而学习的时候，难免会使学习者的注意力分散，并且对于学习结果过于注重，不能够沉浸在学习的过程中。真正的内在动机是学习中对掌握知识本身的关注，当充分沉浸在学习这件事情时，就会感受到愉悦。而外在动机则有很多种，例如，为了他人的欣赏、称赞而学习，为了得到父母承诺的奖励而学习，这些外在动机的存在，表面上可能暂时会加强学生在学习方面的投入，但是长期存在则会破坏内在动机。

有一个小故事，很好地阐释了内在动机是如何被奖励所破坏的。据说有一群男孩子很喜欢在街区踢垃圾桶玩儿。叮叮当当，邻居不胜其扰，大人们多次呵斥、制止，但却没有效果。这时一位老人来到孩子们面前，对孩子们说，我很喜欢你们踢垃圾桶的声音，让我感受到生活的朝气。为了感谢你们，我想每周给你们10块钱，请你们帮我来踢垃圾桶。收到了金钱的奖励，孩子们很高兴。第2周踢得更加起劲了。如此过了一周，老人又找到孩子，告诉他们说，我最近手头有点紧，但我还是很希望你们能帮我继续制造这种充满活力的声音，我现在只能每周给你们5块钱。孩子们有点不高兴，但是还是勉强踢了一周。第3周，老人来到孩子们面前，很遗憾地说，我真的没有办法再给你们钱了，我没有足够的钱来购买这种乐趣了，但是你们能不能帮助我继续制造这种声音，让我能够感受到生活的活力。孩子们很不高兴，没有钱谁还帮你踢？他们生气地离开了这个街区，街区重新恢复了宁静。

在这个小故事里，我们可以看到原本孩子踢垃圾桶有自发的乐趣。事实上有时候制造噪音，能够听到自己行动带来的反馈，本身即是一种乐趣和奖赏。这也是一开始大家无法制止孩子们行为的原因。但是当老人开始为此而付钱，提供了更多的奖励。孩子们踢垃圾桶的动机就已经开始发生变化，不再是为了自己的乐趣，而是为了博得外在的奖赏。当外在的奖赏减少的时候，孩子们的动机也在减少。这说明外在奖励已经替换掉了内在的动机。

在孩子学习方面也是一样，对于学习的喜爱应该是内在的。所有人对于这个世界都充满了好奇，对于新鲜的事物、新鲜的知识，都有兴趣去了解、维持这种内在动机，最好的方式是提供难度适度的任务。也就是说提供给孩子的课程，恰恰是他认真听就可以理解的。既不是不需要听就能掌握的，这种太容易太乏味；也不是怎么努力听也理解不了的，这种太难，也会相当乏味；而布置难度适度的任务，是能够保持孩子内在动机，使孩子不断获得成就感的最佳方式。但是，如果用外在的奖励来激励孩子学习，则使孩子有意无意地把学习的目标理解成了为了博得外在的奖励。

在小卢的例子里，他本来可以沉浸在学习中，非常愉快。但是，当父母过度表扬，给予奖励的时候，小卢被培养成了一个越来越在意他人反应、在意奖励的孩子。当他的外在动机越来越强的时候，内在动机就受到了损害，学习不再成为一种自身快乐的事情，仿佛只有学习最后达到良好的效果，得到了父母的夸奖，才是值得做的。

小贴士

自我决定理论对内在动机的阐释

自我决定理论对内在动机有深入的阐释，认为可以从归属感、自主感和胜任感三个角度促进孩子的内在动机。归属感指让孩子感受到无条件的爱、尊重和接纳。无论他做还是不做，做得好还是不好，都不影响家长对孩子的爱和接纳。让孩子在知道这一前提的基础上开展其他活动，更利于建立内在动机。自主感是指让孩子感到自己可以有一定的决策权，而不是完全被强迫、被安排。胜任感指让孩子觉得他能够做到，难度过高的任务容易破坏孩子的内在动机。

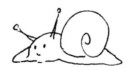

儿童保护

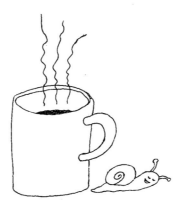

1. 儿童被性侵犯的主要危险是来自于陌生人吗？

正确答案：不是。

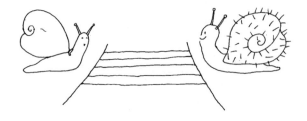

2017年高分图书榜中有一本书叫《房思琪的初恋乐园》，它的作者是一位台湾女孩，叫林奕含。《房思琪的初恋乐园》写的是一个少女遭受自己的补习老师性侵犯，痛苦不堪，最终自杀身亡的故事。不幸的是，这本书的作者也于2017年自杀身亡。

作者林奕含通过小说、通过接受媒体的采访，向公众吐露了自己早年遭受老师性侵犯的经历，这引起了社会强烈的关注和反响。许多人了解到她的故事后也鼓起勇气站出来发声，告诉家人和世界她们曾经遭遇了什么。通过她们的讲述，我们可以发现原来大多数的性侵犯事件竟然悄悄地发生在我们身边，并不像我们设想的，性侵危险来自于遥远的奇怪的陌生人。在林奕含的小说里，补习老师利用补习见面的便利，一步步地对房思琪进行性侵，书中的这位少女充满了困惑痛苦和挣扎。然而，这位衣冠禽兽的补习老师对外利用教师光环掩盖着自己卑劣的行为，对内利用甜蜜的谎言威胁操纵着被害少女的行为。

《房思琪的初恋乐园》这本小说，它的价值不仅仅在于作者吐露了自己遭受补习老师性侵过程中的心路历程，还折射出与性侵有关的很多问题和现象。例如，她描述的这位老师发现："社会对性的禁忌感太'方便'了，强暴一个女生，全世界都觉得是她自己的错，连她都觉得是自己的错，罪恶感又会把她赶回他的身边。"通过这样的文字，林奕含分析了社会态度对于女性遭受性侵的推波助澜。

在这本书里，她也描述到父母离孩子不远，甚至就在楼上，性侵者竟已开始对自己为所欲为。性教育在家庭里的缺失，也是使得孩子无法向父母求助的原因之一。她写道，"我们的家教好像什么都有，就是没有性教育"。这种态度使得房思琪感到她永远不可能开口对父母说出被性侵的事情，而她的父母在孩子的创伤中也永远缺席了。

这一经历对作者林奕含的心理健康造成了极大的伤害。尽管林奕含后来多次接受心理治疗，但治疗并没有一直坚持。治疗师发现她有自杀倾向，一再试图帮助她，建议她恢复稳定的治疗，但林奕含放弃了，她说这一次我决定要逃掉。

大部分的性侵犯来自于儿童身边的亲属、教师、邻里，仅有少部分来自于陌生人，熟人作案的比例远远高于陌生人。这可能是由于熟人有更多的机会和儿童进行较长时间的直接接触，甚至单独接触。另一方面，有一些存在着性侵犯倾向的人，可能会通过职业、生活方式等的便利增加自己接触儿童的可能性。而童年遭受过性侵犯的孩子，很多人都会像林奕含一样，患上抑郁、创伤后应激障碍等心理疾病。林奕含描述说，这个故事摧毁了我的一生。性侵犯对孩子心灵上带来的伤害是巨大的。这种伤害如果不进行有效的治疗，可能持续终生，即使接受治疗，治疗过程也是艰难而痛苦的。

童年遭受过性侵犯的孩子，成年后比普通人更容易患上多种心理疾病，生理疾病的风险也会提高。心理疾病包括抑郁、焦虑、进食障碍、睡眠障碍、创伤后应激障碍等。而生理方面，遭遇性侵也会对总体生理健康、胃肠健康、妇科或生殖健康等多方面的指标产生负面影响，提高患病风险。

如果我们持有错误的观念，认为对儿童进行性侵犯的风险不会来自于身边，那么可能就会忽视孩子身边存在危险的一些信号，无法有效地保护孩子。也可能在出现了性侵事件之后，不相信孩子的表述，间接纵容了性侵犯，这对孩子、个人、家庭来说都是巨大的创伤。

如果性侵犯来自于儿童生活中熟悉的人，也会给孩子带来难以消化的冲击。他们会困惑，本应是保护自己、关爱自己的人，为什么却伤害自己？而且由于性侵过程中常常伴随着欺骗和伪装，这更让孩子难以分清什么是真正的关爱，什么是伤害。这些可能严重地伤害到儿童的基本信任感，也影响到她长大之后对亲密关系的理解和处理。

发现儿童受到性侵犯之后，家庭和身边人的反应十分重要，特别是孩子的父母。如果父母不相信孩子说的话，认为是孩子自己胡思乱想，这不仅关闭了孩子的求助之门，而且会加强孩子的困惑、内疚和自责，也可能让身处在痛苦之中的孩子感到无路可逃。如果父母指责孩子，说出"你怎么不知道保护自己""谁让你怎样怎样"这样的话，同样会加重孩子的自责感，使孩子本来已经动摇的、偏低的自我价值感进一步降低。

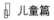

面对这类事件时，家长的应对方式十分重要。

首先，要保护孩子的安全感，为孩子提供支持，让孩子感受到你是可以信任的，为孩子提供一个可以倾诉的氛围。其次，在沟通的时候不要妄加猜测或指责孩子，不要反复追问某些细节，避免给孩子造成暗示。即使这是孩子自己的错，父母也需要注意，在了解、倾听的时候处理好自己的情绪反应。对于年幼的孩子，她所遭受的性侵犯到底有多么严重，部分取决于父母和周围人的反应。如果父母的反应过于激烈，会给孩子造成恐慌，也会对这一事件形成过于负面的判断。

当家庭发现孩子遭受了性侵犯，需要及时向心理专业和儿童保护专业的工作人员求助，以了解怎样帮助孩子修复心灵创伤，重建正常的生活轨迹。

此外，社会和家庭也需要以积极的态度对孩子提供性教育。如果社会和家庭把性、正常的性心理、性生理成长看作是不可讨论的内容，也不让孩子知晓什么是超过正常界限的异常的性接触，那么孩子就没有任何能力应对可能遭受的性侵犯。性心理教育不仅在于传递知识，同时也影响着孩子的态度，让孩子学会用健康的方式接纳自己，保护自己。

2. 用难听的话刺激孩子，很可能带来长久的心理伤害吗？

正确答案：是的。

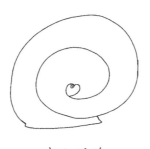

好好说话

优优是某名牌大学大二的学生。她从小品学兼优，高考以全省前五十名的成绩考取了理想的大学，是名副其实的"别人家的孩子"。然而，优优入学至今烦恼不断，她来到了心理咨询中心寻求专业帮助。

"我觉得自己的英语口语好糟糕，和其他人简直没法比，我太差劲了"，"第一学年我的成绩在班里都没进前五，学了快二十年了，我还是不行"，"我不知道自己该干什么，很迷茫，觉得自己的人生快毁掉了"……在咨询室里优优说出了这些困扰她的想法。

其实在外人看来，优优刚刚进入名牌大学，成绩优异，品行端正，做事认真，为人真诚，是一个非常优秀的年轻人。但是，在优优自己眼里和别人眼里的她好像完全不是一个人，为什么会这样？

深入咨询后优优谈到了自己的童年。妈妈对优优的培养非常尽心，她规定优优考试不能考出班级前五。如果掉出了班级前五名，妈妈就会把卷子拿在手里，反复指着错题对优优说，"这道题这么简单你都做错了，你真是没用"。有一次小学升初中前最后的模拟考，优优因为身体不舒服考得不理想，原本稳在班级前三名的优优考到了班级第九名。看到排名的妈妈嫌弃地说，"我怎么生了你这么没用的东西"。"也许妈妈是想用激将法，她是为了我好，可想到这些我觉得心太痛了"，在咨询室里优优流下了眼泪。

在妈妈严厉的教育下，优优确实成了成绩优异的好孩子。

但妈妈这些"激励"的语言也同时在悄悄伤害着优优的自信心和自尊心。

久而久之，即使妈妈不再对优优这么说，优优也会自己对自己说，"你看，我这点事都做不好，我真是没用"。妈妈的声音变成了优优的声音，妈妈的批评变成了优优对自己的批评。

父母用难听的话刺激孩子，一方面是因为父母感觉这样做也许短时间内能立即见效；另一方面因为许多父母并没有把这些话当真，他们没有意识到会给孩子带来什么长远的影响。

然而，言语伤害同样是一种虐待。现在，人们越来越意识到语言伤害或虐待可能成为控制和管教孩子更常用的手段。父母、老师等人对孩子反复说的话，可能会变成儿童自己内在的语言。例如，"你真笨"，变成儿童内心对自己说的，"我真笨"。孩子倾向于认同父母，而父母的口头辱骂会逐渐变成他们内心对自己的不断贬低。

在前面的例子里，优优实际上已经患上了抑郁症。她表现出抑郁症患者的一个核心特征——自我评价偏低。明明在外人看来她非常优秀，而她自己感觉到自己很笨，很没用，没有价值。而这一内外的反差恰恰是由于长期以来父母用难听的话刺激她、批评她，父母的外部言语逐渐形成了优优的内心言语，这是优优对自己说的话，我们也可以把它看成是在优优的脑海中不断会冒出的消极思维。

消极的思维是多种心理疾病的风险因素，除了抑郁还可能造成强烈的焦虑，甚至过于强烈的自我贬低，可能带来自杀的风险。因此，父母需要充分意识到难听的话，对孩子的挑剔、批评，可能对孩子造成严重的心理伤害。

那么，怎样才能减少对孩子心理健康的伤害呢？这一方面父母需要提高自我情绪调控能力。如果父母缺乏情绪调控能力，就会因为一时情急，出于焦急、担忧、愤怒等情绪，对孩子的批评可能脱口而出。而这种过于强烈的情绪，往往也是父母在夸大孩子一时的失败或者一时的失误时最容易出现的。例如，在优优的情况里，优优偶尔一次考了第九名，妈妈之所以会做出强烈的反应，是因为妈妈担心成绩下降会成为长期现象，甚至影响到孩子一生的发展。但这很显然是一种过度推论，如果父母常常过于夸大地看待孩子的失误，就容易使自己情绪激动。

另一方面，父母需要学会提高与孩子沟通的技巧。在孩子的学习方面，首先，如果对孩子的学习作出反馈，不应该只是针对成绩。妈妈不要只是对孩子的排名作出批评，而是更应该关注孩子在这一次考试中哪些地方扣分了，扣分的原因具体是什么，并且更多地需要帮助孩子把失败归因到可以控制可以改善的因素上。如某一科目复习不够充分，某个题型训练不够，而在优优的情况中，很显然身体状况是当时考试的一个重要影响因素。那么，维护健康的生活方式，避免在考试之前过度熬夜等，也都是有利于未来保持成绩稳定的。

其次，父母在与孩子沟通时需要注意，不能全是批评，而应该有些表扬。即使孩子出现了失误，也要看到孩子做出的努力或者其他做得较好的地方。

再次，父母在对孩子进行批评时要记住，批评不是为了打击孩子的情绪，而是为了帮助孩子找到改善的渠道。所以批评应该转化为如何改善的建议。

也就是说家长的批评不应该是笼统地指向整个人或者指向整体成绩和排名，这些都不能帮助孩子改善。而应该针对很具体的一个行为或者一种方法。例如，在考前对某个知识点没有进行系统地梳理，或者没有及时调整自己的心情，因为一门科目没有考好，就一直沉浸在消极的情绪中，从而干扰了后面的考试，等等。在发现问题的同时，父母要想方法帮助孩子共同来面对和解决这些问题。

父母经常对孩子说一些负面的话会对儿童的心理带来多重伤害，会让孩子逐渐形成消极的自我概念，自我价值感也会偏低，比如认为自己"不够好""没有用"。长此以往会让孩子形成悲观的思维风格，更容易出现情感障碍等。

如果不了解这一知识，可能对儿童说话时不注意选择合适的语言内容，无意中对儿童的心理造成伤害。

3. 打完孩子之后，好好哄一哄就不会留下心理
阴影了吗？

正确答案：不是。

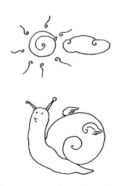

天气好的时候坐来晒晒太阳！

肖恩今年21岁，他一直在参加一个心理互助小组，和其他的五人一起互帮互助。

他们为什么组在一起呢？他们有什么烦恼呢？

原来他们都是边缘型人格障碍的亲友。

肖恩的妈妈是一名边缘型人格障碍患者，因为她一时天堂一时地狱的性格，肖恩的爸爸在他3岁时终于难以忍受，离开了这个家。肖恩和妈妈独自生活至今。

肖恩的妈妈有时候会忍不住打肖恩，并不是很严重地暴打，有时就是推搡或打屁股，但这对于当时年幼的肖恩来说很可怕。但最可怕的不是妈妈的"打"，而是妈妈突然的"哄"。妈妈经常在打了肖恩后开始向肖恩道歉，诚心诚意，并倾诉自己其实非常爱肖恩，希望通过这样的管教帮助肖恩成长。但很快，妈妈又会突如其来地打自己，接着又戏剧性地哄……

于是肖恩迷失在妈妈无由来的"打"和"哄"之间，反反复复。他不知道自己到底做错了什么惹得妈妈大发雷霆，更不知道妈妈到底是不是爱自己。在这样的亲子关系里长大，肖恩极度痛苦、迷茫，甚至开始怀疑自己，责备自己。

肖恩在心理互助小组里讲述了自己的经历，大家都深深理解这种反复无常的关系带给他人的痛苦。在倾诉、陪伴、分享中，肖恩渐渐体会到了支持的力量。

打完孩子哄一哄就不会留下心理阴影？

不，肖恩正在承受着这样的养育带来的痛苦。

在儿童养育的过程中，提供安全而稳定的环境，对儿童的心理健康成长非常重要。所谓安全而稳定的环境，不仅仅指孩子免受各种身体伤害的物理环境，同时也指心理环境。

在孩子所生活的家庭中，家庭的情绪应该是稳定的，各种事件的发生基本是可以预期的。如果不是这样，就会带来一种不稳定不安全的环境，使得孩子内心深处困扰不安。打孩子会破坏孩子内心的安全感，使孩子产生无助、恐惧等强烈的负面感受，容易给孩子留下心理创伤。打孩子在严重的情况下也会构成儿童虐待。这种创伤并不会因为打完之后好好哄一哄就能够消失。

因为即使在父母情绪平复之后用爱抚、亲吻、给予礼物等方式向孩子表达自己的爱意，也并不能抹杀父母情绪时而愤怒、时而平静、时而亲密这种变化波动的现象，像边缘型人格障碍这样的父母可能会出于自己内心无法控制的情绪而打孩子，并非是出于明确的树立规则和维护规则，因此行为上也有更强的不可预期性。

孩子不知道自己什么时候会遭到责打，什么时候又会得到关爱。这种强烈的不确定、不可预期感使孩子成长在不安之中。一方面，可能对于父母乃至他人的情绪过度敏感，特别是对任何负面的情绪信号都容易胆战心惊。另一方面，责打和关爱不规律地交替出现的时候，甚至使得孩子对于关爱的体会也会受到影响。在得到他人关爱的时候，并不确定在这之后会不会突然发生什么样的伤害，这样的成长环境，对孩子的情绪调节会产生消极影响。

孩子可能出现抑郁、双相障碍以及边缘型人格障碍等情绪波动较大的心理疾病，这种变化无常的亲子关系，也会对孩子的亲密关系产生不良影响。

孩子有可能在亲密关系中比较回避，因为在他们的经验中，亲近的关系虽然会带来关爱，但同时也会带来强烈的伤害。如果达到儿童虐待的程度，则可能产生更长期的不良影响。多种心理疾病和生理疾病的发病风险都会上升。认为打完孩子之后好好哄一哄，就不会留下心理阴影，事实上更多是出于父母打完孩子冷静下来之后的内疚。如果认为哄一哄就没了，其实是一种自欺欺人。当父母用这样的方式来抵消自己的悔恨时，就不能真正地反省，不能利用这种内疚和后悔改善自己的养育行为。这导致未来这种不良模式可能继续下去，孩子在心理方面所受的伤害也仍会持续。

除了父母自身情绪不稳定，人格不健全这样的情况，打孩子还有可能是出于父母的错误信念。有些父母会认为孩子在有些情况下是不能不打的，只有打才能够解决问题。作为比较严厉的一种惩罚手段，这些父母信奉这种严厉惩罚能够带来强而持久的效果，至少是立竿见影的效果。但是心理学的研究发现，惩罚有各种各样的后遗症，过多地使用惩罚，来教育孩子，对于孩子的心理健康，对于家长与孩子之间的关系，都会产生不良影响。

然而为什么明明存在着这么多不良影响，很多父母仍然会信奉打孩子这种方法？这一方面是由于父母对于惩罚的负面效果不够了解，还有一方面是父母自己追求控制感，当父母感觉到自己对于孩子的某些行为无法有效管理的时候，可能会从一般的教育方式升级为责打，而责打通常会带来孩子强烈的反应，常常在当时能够制止不良行为，由此父母获得养育孩子过程中的控制感。

然而短暂的控制感，其代价却是长期的心理阴影，和对亲子关系的不良影响。

惩罚有哪些不良影响？

第一，惩罚只是暂时压抑了行为，却没有真正让不良行为消失。孩子学会在某种情况下不表达出这种不良行为。例如，爸爸不能忍受孩子坐没有坐相，于是会严厉惩罚。孩子学会了只在爸爸面前坐姿端正，但是在其他不会因为行为而惩罚他的人面前，他仍然不会坐得那么端正。

第二，惩罚会破坏孩子与家长之间的亲子关系，因为惩罚必然带来较强的负面情绪。如果家长对孩子过多地惩罚，孩子可能会对家长产生畏惧、愤恨等不良情绪，而亲子关系是养育方法有效的重要基础。如果亲子关系被破坏，家长的各种养育方法所带来的效果都会大打折扣，甚至激起负面的效应。

第三，惩罚虽然制止了坏行为，或者说惩罚虽然明确针对哪些行为是不被允许的，却没有树立好行为。孩子遭受惩罚，并没有学会怎样做才是对的。因此在未来遇到相似情况时，仍然可能无法做出良好的应对。

第四，惩罚会打掉孩子的内疚感。当孩子受到惩罚时，无意识中会认为自己已经为不良行为付出了代价，因而就不必那么内疚。我们养育孩子的目的并不是只关注一时的言行，而是希望孩子由内而外形成优良的品质。因此，我们希望孩子能够对自己的行为有所判断，有责任感，对做错的事情有内疚和悔恨。而惩罚可能使孩子减少内疚和悔恨，也会随之出现家长有时候观察到的，孩子越打越皮的现象。

第五，惩罚是一种不良的行为示范。家长利用身体上力量的优势，对孩子施予惩罚时，事实上在示范用暴力解决问题，而不是通过讲道理、沟通等方式解决问题。因而孩子可能学会更多地采用攻击行为，来解决各种问题。在家里经常被责打的孩子，在家庭之外的环境中有可能成为打别人家孩子的人。

过多的惩罚会对孩子的心理健康产生不良影响。当孩子受到过多惩罚时，会觉得自己似乎做什么都是错的，产生无助、抑郁、甚至绝望等负面情绪，可能进一步发展为心理疾病。研究显示，童年的创伤不仅提高罹患心理疾病的风险，而且也提高多种生理疾病的风险，包括缺血性心脏病、癌症、慢性肺病、骨折、肝病等，负责影响在成年后仍然存在。

4. 婚姻出现问题时，生个孩子有助于改善婚姻
质量吗？

正确答案：不是。

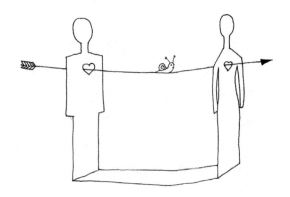

　　小柔和老公结婚七年，一开始他们对两人世界非常满意，也没有急着要孩子。随着婚姻持续时间的增长，两个人各自工作的繁忙，似乎共同语言越来越少。最近小柔发现老公在外面似乎有了第三者，这犹如晴天霹雳，小柔在痛苦之中左思右想。小柔并不想放弃自己的婚姻，她的朋友和家人一起帮着小柔来劝说她的老公，老公同意和第三者结束关系。但是小柔与老公的亲密感却没有回来。

　　亲友们又给小柔支招说，你们结婚这么多年没有孩子，这是你们现在婚姻出现问题的一个原因。你应该尽快生个孩子，就能解决你们婚姻的问题。小柔觉得亲友说的也许是对的。于是她偷偷备孕，并且成功怀上了孩子。一开始她的老公是不想要孩子的，但在小柔的坚持下同意了。小柔为了能够挽回老公和婚姻，便将工作辞掉，安心在家养胎，全身心投入家庭生活。然而自从怀上孩子后，她感觉和老公的距离反而更远了。

　　似乎老公在刻意回避她，回家的时间越来越晚，也不怎么接她的电话。小柔非常痛苦，不知道生个孩子的决定到底是不是有助于挽回这段婚姻。

　　生个孩子真的有助于改善婚姻质量吗？研究显示，在整个婚姻的进程中，婚姻质量最低的时段是第一个孩子出生后的那一年，第一个孩子的出生改变了原有的家庭结构，增加了新的家庭任务，这要求夫妻双方都做出调整，对婚姻来说就是一个挑战。如果夫妻双方都能够良好地调节适应，家庭的凝聚力会变得更强。

但是在很多存在问题的婚姻中，夫妻双方的协调合作本来就有些问题。面对迎接新成员这样一个大的挑战，反而可能暴露出更多的问题，带来更大的风险。在小柔的情况里，我们可以看到婚外恋的出现对小柔的婚姻产生了巨大的冲击。有很多婚姻是随着婚外恋的出现而破裂，但婚姻的破裂是婚外情这一件事造成的吗？很可能不是。婚外恋的起因本身可能就在婚姻问题之中。有的学者认为，婚外恋正是体现了婚姻中的问题，而它能够把原来双方忽视的、回避的婚姻问题放到双方眼前变得不可回避。

婚外恋有不同的类型，有的人是因为在婚姻之中感觉到伤害，而想要通过婚外恋带给对方受伤的感觉；有的人寻求婚外恋，是在婚姻及其他的生活方面，感觉到无法证明自己的价值，所以通过这种方式进行自我证明；有些人的婚外恋可能是中年危机的一种表现，无法接受自己逐步走向衰老和死亡，而通过爱情，特别是与年轻对象的爱情，使自己仿佛重新获得青春；也有的婚外恋，是因为面对婚姻中的很多问题十分痛苦，但又没有勇气主动提出离婚。

婚外恋使得婚姻问题进一步加重，从而导致婚姻解体。如果说问题已经在原本的婚姻中存在，那么究竟怎样的婚姻是更能够幸福和稳定呢？研究者们归纳出成功的婚姻有这样一些特征：

1.相互给予承诺；

2.有共同的兴趣、目标和价值观；

3.能够沟通，用积极的语言培养相互的情感；

4.相互信任；

5.不会过度重视物质，能够自律；

6.自己的父母婚姻幸福是好的榜样；

7.公平的情感关系，彼此的付出基本对等；

8.不做负面归因，不对对方的言行作出非常消极的理解；

9.能够适度的牺牲，而不会过于自私。

归纳起来最有助于婚姻成功的有两点，一个是能够及时的沟通，另一个是能够以积极乐观的态度来看待对方和婚姻的前景。因此，回到小柔的婚姻问题，她可能需要寻找更好的相互沟通的方式，更好地更准确地理解对方的行为，避免过度消极解读。确实这是困难的，特别是从婚外情的伤害中恢复，很多时候需要专业人员的帮助，才能够消除伤害，并以更高的水平来互动。

在小柔的案例里，孩子的出生对于家庭可能会带来新的挑战。这也就意味着小柔和她的老公需要更早地调节自己，加强彼此的沟通和合作。不良的婚姻状态对孩子的身心健康会产生不利的影响，而拥有孩子并不必然地改善婚姻质量，甚至对于婚姻的稳定性，也就是避免离婚，也不一定有很强的效果。

5. 不管怎么说，维持婚姻总比离婚对孩子的心理健康要好一些，真是这样吗？

正确答案：不是。

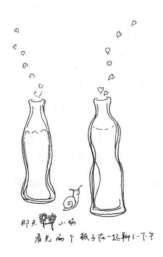

那天🌸小蜗
看见两个瓶子在一起聊了一下午

　　"不管怎么样，我们都要熬到孩子上了大学再离婚"，很多在破碎婚姻里挣扎的夫妻，总会抱有这样的想法。但这样做真的是对孩子好吗？让我们看看一位6岁孩子的故事，他在父母离婚后，生活会有怎样的变化呢？

　　小阿扎拥有一个幸福美满的家庭，但慢慢地，父母的争吵增多，最终做出了离婚的决定。一开始小阿扎有些害怕，他不想在父母间作出选择。可是父母却用行动告诉他，不用担心。他选择和爸爸住在原来的房子里，妈妈就住在附近，几乎天天来看他，陪他买衣服、做游戏。爸爸变得更有趣了，而且在小阿扎晚上害怕僵尸时，爸爸就像一个强壮的英雄，陪他一起睡觉，让他特别安心。让小阿扎开心的是，爸爸妈妈不再吵架，还陪着他一起做好多好多事情。

　　当有人问他，身为破碎家庭的孩子是什么感受啊？小阿扎的回答让人暖心又感动："我一点也不觉得破碎，他们只是不再是夫妻，但永远是我的爸爸妈妈。我很享受这一切，他们终于不再因为琐事而争吵不休。我不希望他们复合，我只希望他们都开心！我仍能感受到他们无微不至的爱。虽然他们分开了，但在我心中，他们却是最好的父母，是我心里永远的NO.1。我爱他们！"

　　上面的故事由小阿扎用稚嫩的画笔画成漫画，传递到网络上，看到这幅漫画的我们，都能感受到那份爱与阳光。小阿扎的父母没有选择维持虚假的和平，而是选择离异，但他们对孩子的关怀没有改变，并让孩子感受到了他们的爱。

小阿扎的父母较好地处理了离婚这件事情，让小阿扎仍能感觉到来自父母双方的爱。但是有很多的父母，虽然婚姻已经出现严重的问题，仍然会勉强维持着婚姻，担心离婚给孩子带来更加不良的影响。我们在社会上有时候也会看到孩子高考之后父母扎堆离婚的现象。无论是否离婚，父母非常在意的都是孩子的健康成长。那么，是不是离婚就一定会比维系完整婚姻对孩子的伤害更大呢？

事实上有很多的研究发现，影响孩子心理成长的并不是简单的家庭形式，而是家庭氛围内成员互动的方式。在一个没有离婚，但是婚姻关系很差的家庭中，父母之间的消极互动，会通过很多方式对孩子的心理健康产生不良影响。例如，父母如果经常在孩子面前争吵，甚至动手，会对孩子基本的安全感造成很大的破坏。父母的不良情绪，会对孩子造成严重的侵扰，使得孩子几乎难以承受。

在这种情况下，有的孩子甚至会当着父母的面做出各种自伤行为，因为他发现当自己伤害自己的时候，父母的注意力才会从争吵中转移到他的身上，暂时停止争吵。在持续争吵的家庭中，孩子会无意识地推论自己是有过错和责任的，自己可能是父母婚姻关系不良的原因，因此使得孩子自我价值感很低。通常在这样的家庭成长起来的孩子有更高的概率出现抑郁等心理问题，在亲密关系的处理上也往往更加缺乏安全感。有的家庭在婚姻出现问题时，虽然并不当着孩子的面争吵，但是夫妻之间会维持一种虚假的和平，他们都拒绝向孩子承认，彼此的关系已经出现了问题，而这种虚假的家庭互动，不利于孩子在人际互动中的信任感。比起虚假和平的表面互动，让孩子了解真实的情况，并且陪伴孩子，承受痛苦，共同面对才是更可取的方式。

此外，还有的家庭在婚姻关系破裂的过程中，父母双方都会争夺孩子的爱，力图向孩子证明自己是过错比较少的那一方，自己是更好的家长，甚至逼迫孩子在父母之中作出选择，这让孩子承受了超过他年龄可以承受的负担！这种过大的决策也使孩子更容易陷入内疚、自责、困惑、迷茫。有时孩子被迫要陪伴安慰父母中情感受到伤害的一方。这种年龄的超载会导致孩子不得不牺牲自己的当前发展任务，而去应对家庭中充满压力的现实。

那么，离婚的家庭是否一定对孩子的心理健康产生不良的影响呢？更多的研究倾向于支持离婚中的过程以及离婚前不良的互动会对孩子的心理健康产生强烈的影响。有的研究发现，虽然离婚家庭的心理健康程度低于完整家庭的孩子，然而具体的原因主要是因为离异后家庭的经济状况及其他的困难导致的总体生活压力，并非只是离婚这种形式本身。那么，当父母婚姻关系出现问题的时候，怎样处理对孩子最有利？首先，父母应该考虑积极主动地采取各种方式调整改善自己的婚姻，而不是假装问题不存在，或者内心对婚姻不抱希望，但仍勉强维持。

如果父母自己不能够有效改善双方的互动，最好是主动请求专业人员的帮助，如接受婚姻与家庭辅导。但如果夫妻双方做出了离婚的决定，则应该以保护孩子的方式处理这一过程，包括避免在孩子面前的争吵和相互指责。即使是自己在单独与孩子相处时，也尽量少去指责对方、批评对方。这是因为对于孩子来说，父母在自己内心中的形象影响着孩子对自身价值的判断。事实上孩子与父母存在着无法否认的联系，如果孩子的父亲或母亲被描述成一个非常糟糕的人，孩子体验到的自己与父母关联的部分也就变得非常糟糕，孩子很难自己消化这个部分，从而可能形成消极的影响。

从这个角度来说，离婚的父母自身能够全面正视自己的婚姻过程，既能够看到自己和对方做得不够好的地方，也能看到对方的优点和自己的优点以及婚姻中曾经有价值的部分，能够用一种全面、稳定、平和的心态接受整个婚姻过程，这种内在建设，对于孩子的心理健康也是有帮助的。无论是否直接沟通，父母的这种心态，都可能在日常互动中传达给孩子，影响到孩子。

另一方面，像小阿扎的父母一样，在离婚中的父母需要给予孩子更多安全感的保证，需要更多地向孩子表达爱，承诺让孩子知道离婚并不会使自己失去父母中的一方或双方，只是家庭的互动转变成了不同的方式。

婚姻的冲突和婚姻的破碎都对生活在婚姻之下的孩子，

提出了心理上的挑战。但是如果父母采取妥当的方式处理这个问题，能够减小孩子受到的不良影响，有助于维护孩子的心理健康。所以，这个问题的答案并不是简单维持婚姻还是离婚，而是怎样维护和促进夫妻之间和亲子之间积极的互动。

6. 儿童缺乏运动，不利于大脑发育吗？

正确答案：是的

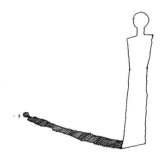

芝加哥的一所中学试行体育计划：让学生早七点到校跑步，充分运动后才开始上课。并且中学尝试把令学生最头痛的数学课，分别安排在上午和下午，发现上午上课的学生比下午上课的学生的成绩好到两倍以上。

这是因为运动时产生的神经传导物质在上午时，还存在大脑里，到了下午就已经消耗殆尽了。

随着城市化越来越普遍，高楼有电梯，出行有代步工具。孩子每天的生活基本都在家和学校两点一线，周末还有补习班，生活中运动的时间越来越少，然而这对孩子的大脑发育来说，未必是一件好事，婴幼儿时期缺乏足够的运动也是孩子感觉统合失调的影响因素之一（感觉统合指将人体各个器官收集到的感觉信息，经过大脑分析处理，实现对事物的总体知觉反应。没有感觉统合，各种信息之间就是孤立的，缺乏协调联系）。

因为运动能够带动四肢的活动，可以使大脑获得更加充足的营养，而构成大脑的主要单位就是大脑细胞，脑细胞只有接受更多的刺激才能增强传递信息的机能。如果孩子在生理上运动得不够，神经也就没有兴奋得足够。当神经通过运动足够兴奋时，人的抗负荷能力就会增强，这样即使较长时间的学习，也能保证头脑清醒，思维敏捷。而且，2004年，由小儿科医生、认知科学家等组合的团队对学生健康做了一小评估，发现一周只要运动3~5次，每次30~45分钟，就能大大提升孩子记忆力、注意力等。所以，多参加体育运动可以促进孩子智力的发展，增加抗压能力，提高脑力劳动的成果，从而更有效率地学习，获得更好的学业成就。在身心健康方面，孩子多参加体育运动也会收获好处，而且能够减少心血管疾病的风险。

我们有些学校不注重体育，常把体育课调去补英文或数学，殊不知希腊人早在两千年前就看到体育的重要性："如果你想聪明，跑步吧！"

迄今已有多项研究证明，儿童运动对大脑的发育和功能有积极影响。运动对孩子的运动系统、血液循环系统、呼吸系统以及神经系统都有重要影响。运动促进神经细胞繁殖，加强其相互连接，从而有效防止神经受损、生长因子增多，促进突触可塑性。让大脑前运动皮层、海马旁回、海马体、颞下回、尾状核等区域的大脑灰质增多，这些区域主要负责学习模仿、社会认知、记忆、控制运动等。对于0~3岁的孩子而言，经常运动的孩子往往比笨手笨脚的孩子更能预测、避免、躲闪危险情境，从而保护自身的健康和安全。运动也有助于开发智慧潜能，孩子在运动中学习手眼协调和手的精细运动，促进孩子的观察和发现，产生联想和想象，获得理解和记忆，尝试问题的解决，这就促进了智力，尤其是运动思维能力的发展。而且从某种角度来说，对婴幼儿的智力评估的其中一个维度就是孩子的大运动和精细运动的能力，它不仅促进大脑的发育整合，同时也是早期智力的一种体现。

如果因为担心孩子可能产生危险而限制孩子的运动，孩子可能会变得胆怯、退缩，大脑发育的速度也会慢于同龄的孩子。

对于上学后的孩子，运动仍然非常重要。与过去认为经常运动让人无法在学习时"坐得住"的担忧不同，现在多项研究显示，运动能促进更有效率的学习和获得更优异的学业成就。有氧运动训练能增加源于大脑内部的神经营养因子以及其他的生长因子，而这些因子又能够增加毛细血管在大脑皮层上的供给量、新神经和突触，从而使个体在学习和执行任务上表现更加突出。如果缺乏这一知识，在培养孩子时过度片面重视知识学习，而未能给孩子提供充足的运动机会，不利于促进儿童的大脑发育，也不利于长远的学业成就。

7. 儿童的心理压力过大会影响大脑发育吗?

正确答案：是的。

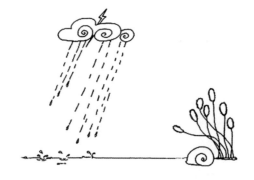

在1966年的罗马尼亚，为了增加劳动力，政府曾经颁发了一项荒唐的法案——禁止避孕和流产，并且如果每个家庭的孩子数量少于5个，就要被强行收取"单身税"。各种刺激生育的政策下，新生儿的数量暴增。但当时罗马尼亚的经济水平不高，父母养不起孩子，只能把孩子送到福利院。到1989年，这项法案导致超过17万的孩子在这些机构生活！

福利院的孩子突然增多，但资金仍然短缺，人手不足的情况下，一个护工要同时照顾15个孩子，根本无法给予孩子情感关怀。为了避免麻烦，这些护工还被明令禁止拥抱孩子，即使孩子哭闹也不能给予安慰。这些孩子就如同是流水线上的机器人，有着统一的发型，穿着破烂的衣服，每天固定的时间，他们排着队，去吃饭、排泄和洗澡。在当时的一张照片中，福利院的孩子凝视着镜头，表情麻木而痛苦。

当一个陌生人来福利院时，孩子们都会围过来，拉他的手，抓紧他，希望和他有身体上的接触，这是多么渴望他人的注意与身体上的温暖啊！虽然这些孩子的生存需要被满足了，可是，在本该被父母抱在怀里，牙牙学语的年纪，他们割断了与父母的依恋，爱、归属感、被尊重的需求，他们也从未得到。长期处在孤独和无助中，对孩子来说，是多么大的心理压力！

而且这些孩子的大脑，竟也发生了变化。

这个事情受到了国际上的关注，1999年，美国的查尔斯·尼尔森医生带领他的团队来到罗马尼业，对136个福利院中的孩子进行了生理和心理的测量，而他们的发现令人心痛。

这些小孩的智商远低于同年龄段的孩子。而脑电图的证据显示，他们的脑部灰质（神经元和其他脑细胞）和白质（在神经突触延展的外层包裹的隔离物质）有大面积的减少。简而言之，福利院孩子的脑容量更小！

多项研究证明，密集、持续的压力会延缓儿童的大脑发育。特别是0~3岁是大脑发育的高峰时期，大脑不断建立新的连接，活跃程度远远超过成年期。生命早期的压力会让孩子感到焦虑，这些焦虑会让大脑中杏仁核等区域发生变化。即使压力消失，变化仍会长期存在，影响大脑前额叶皮质和右颞叶的发育，造成脑细胞损伤，甚至引发大脑回路的变化。这意味着，童年的压力缓解可能造成长期的影响。通过改变大脑的结构与功能，干扰压力应激系统的平衡，会增加成年后吸烟、酗酒、缺乏运动的概率，形成不良的习惯，并进一步影响身心健康。

前面福利院的例子是一个极端的情况，除此之外，在儿童成长中还有哪些情况可能构成过大的压力？首先是家庭方面。经常吵架、关系紧张的父母，对孩子的影响是巨大的。在这样环境下长大的孩子，对他人的情绪变化更加敏感，造成孩子的情绪压力。此外，偏差的教养方式也会对孩子造成压力。比如父母的心理控制，表现为引发孩子的内疚和焦虑、爱的撤回和限制孩子表达自己的观点，会让孩子的自主性受阻，产生不安全感和压力。父母之间较差的婚姻质量，忽视、虐待等不良教养方式，都可能成为孩子的压力来源。此外，还需要重视学校、同辈压力和校园欺凌等方面问题。心理发展未成熟的孩子，当受到同龄人的施压而不情愿地做某事时，容易产生同辈压力。更有甚者，孩子会因不愿意受到群体排斥，而做出欺凌行为。校园欺凌继而会对其他孩子，产生很大的压力和负面影响。

心理疾病

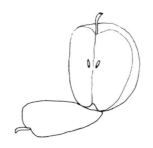

1. 儿童不会患抑郁症吗?

正确答案:不是。

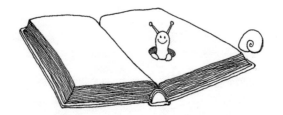

乐乐是一名四年级的小学生，最近乐乐妈妈经常接到老师打来的电话，老师在电话里不是告诉妈妈乐乐的作业没有按要求做完，就是告诉妈妈乐乐在上课时不专心听讲，而且不遵守纪律。除了来自老师的批评，妈妈还发现乐乐最近干什么都打不起精神，整个人跟霜打的茄子一样，即使是平时喜欢的游戏，现在也不能让他高兴起来。

晚上经常睡觉不安稳，早上起来时很没精神，他还经常说，没意思，什么都没意思，觉得活着真没意思。原来喜欢和同学在一起的活动，现在乐乐也没有什么兴趣参加，常常自己一个人待着，而且经常会告诉妈妈自己的身体不舒服，一会儿是肚子疼，一会儿是说不清楚哪里疼。妈妈担心乐乐是不是得了什么病，带他去儿科检查，没想到医生检查的结果表示，乐乐不是身体上得了病，而可能是患上了抑郁症。

儿童也会患上抑郁症吗？是的。在早年，学者们认为儿童不会患上抑郁症，直到20世纪60年代，研究者们发现儿童也有抑郁症。此后，学者们编制了对儿童抑郁症状进行评估的问卷，也逐步地对儿童的抑郁症状特点进行了归纳。

儿童抑郁症的症状和成年人有所不同，例如，很多孩子可能不能够很好地描述自己的情绪状况，不会说出情绪低落、悲伤、沮丧这样的词汇。有很多儿童抑郁症也不一定以哭泣为主要表现，而是可能表现为易激惹，也就是说容易发脾气，一点小事就容易发火，显得情绪失控。同时抑郁症也会带来很多与成年人相似的生理方面的表现，如睡眠的紊乱，这可能导致难以入睡，或者睡眠的质量比较差；饮食方面的紊乱，如胃口过差或者特别喜欢不停地吃东西。很多情况下，抑郁症会带来学业成绩下降以及违反学校纪律等行为问题。

精神科医生发现即使婴幼儿也会出现抑郁症，症状表现往往与婴幼儿时期的生活规律有关。例如，抑郁症很多与母婴分离有关，孩子有拒绝进食或者进食困难，睡不安稳，睡眠作息混乱，经常哭泣、黏人等表现，会给养育者带来很大的挑战。

小学生患上抑郁症的比例近年来也在逐渐地增加，甚至出现了一些比较严重的事件。小学生患上抑郁症，受到很多因素的影响，如学业压力。从某个角度来说，生活中愉快的事件越多，越有利于维护一个人的积极情绪，而愉快的事件过少，人则增加陷入抑郁、情绪低落的风险。一些学校或家庭对于学业过度关注的情况下，孩子的生活可能被过多的学习任务占据，缺少足够的游戏时间、自我放松的时间，甚至睡眠时间也受到挤压，而睡眠不足是促发各种情绪的一个高风险因素。

此外，小学生的抑郁与家庭养育带来的人际模式和思维模式有很大关系。例如，如果父母对于孩子的期待过高，孩子做的很多事情都让父母认为没有达到标准，这种过高标准的要求，会导致孩子常常形成对自己的过高要求，即使父母不批评，孩子也会在内心批评自己做得不够好，这种过多的自我批评也是抑郁容易发生的原因之一。

　　家庭环境中的动荡也可能增加孩子患上抑郁症的风险。例如，如果父母存在婚姻冲突，经常在孩子面前争吵，会破坏孩子的安全感，同时孩子可能会产生非理性的自责，觉得自己可能是错误的原因，觉得自己是父母的负担累赘。由于小学生不一定能够充分表达自己的情绪和想法，有时候家长和老师都没有意识到孩子已经患上了抑郁症，因此可能延误最佳治疗的时机。

　　家长和老师需要从孩子的一些生活表现方面关注孩子的情绪健康，如果孩子在情绪、行为、人际交往、日常学习，还有学业成绩等方面出现了异常的变化，就需要及时地观察和分析。例如，如果一个孩子身体本来没有问题，但是经常抱怨身体的各种疼痛；或者总是蔫蔫的没精神；孩子在学校里原来和大家关系不错，现在却变得常常一个人待着，不参与各种玩耍；这些都是风险的信号。中学生出现抑郁症的比例更高。在我国的研究中，青少年阶段是抑郁症发生的一个重要时期，在小学阶段，男生和女生的抑郁风险是相似的，但到了中学阶段，女生会有更高的抑郁风险。

　　有人会觉得内向的孩子更容易出现各种问题，这是不准确的。事实上外向的孩子同样会患上抑郁症，但是内向的孩子可能在人际沟通方面主动性更低，因而有一些问题不能得到及时沟通和解决，从而可能增加情绪健康问题的风险。

2. 父母教养不良会导致孩子患自闭症吗？

正确答案：不会。

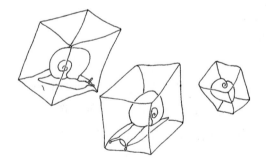

自从知道孩子梅梅患了自闭症之后，整个家都变天了。

一开始，我和孩子的妈妈还很乐观，认为梅梅只是和别的小朋友有一些不同，没关系的。我们都满怀信心，要把孩子照顾好。

可是，她从不主动和我们亲近，不喜欢和他人接触，说话时总是回避他人的眼光；她很晚才学会说话，总是重复别人的话，却说不出有意义的句子；她总是原地转圈、重复地画格子；她每天几乎只吃同样的饭菜，有一次我们实在没时间为她做她常吃的菜，她便大吵大闹，甚至打碎碗碟来伤害自己！

我们很少带她去人群聚集的地方，因为每次她突然尖叫的时候，总要耐心安抚很久才能平静，我们有时候都快崩溃了。同时，陌生人的指指点点真让人受不了。有一次，我看到孩子的妈妈弯腰抱住孩子的头，温柔又无奈地说："你这个讨债来的孩子哟。"

朋友们表示理解，但不再和我们一起出去，陌生人的摇头，亲戚家的闲言碎语……

渐渐地，我们也开始害怕，是不是自己真的做得不够好，没有教好孩子，才让孩子得了自闭症？

这是一段自闭症儿童父亲的独白，与孩子相处的挫败感已经让这对父母精疲力竭，外界的误解则更是雪上加霜。父母对孩子有深深的关爱，为了控制孩子各种失控行为做出了大量努力，同时内心也体验着沮丧、无力和自责等复杂情绪。

但自闭症真的是由于家长的教养不良导致的吗？

自闭症，又称孤独症，是一种神经发育障碍，成因非常复杂，科学界至今没有明确的结论。3岁前即有所表现的社交能力和语言沟通能力缺陷，以及重复性的刻板行为，是自闭症儿童的定义性特征。目前的研究认为自闭症的发生有较多的遗传和生理原因。一般来说，家庭养育的问题确实会伤害儿童的心理健康，如家长对于孩子过多严厉惩罚，孩子可能更容易出现抑郁情绪。但是，至今学术的研究结论并不认为自闭症是教养不恰当便会导致的。

当发现孩子有上述异常时建议去医院做专业诊断，越早进行干预对孩子将来的发展越有益。由于病因尚未明确，自闭症目前没有针对核心症状的药物治疗，但很多情况下，精神科医生会开具一些药物，辅助改善自闭症孩子的一些不良情绪和行为，这有助于孩子的社会适应，也可以减轻照顾者的负担。与此同时，自闭症孩子的家庭也需要心理治疗。针对孩子的一些心理行为训练能够有助于减少不良行为，培养适宜行为；针对家长的支持和辅导有助于家长增加科学的认识，调整消极情绪，更好地应对压力。

认为自闭症是父母教育不良导致的，这种观点在生活中并不少见。为什么会这样呢？社会心理学中有一个理论，称为"正义世界理论"，即人们认为世界是公正的，而不幸之所以发生在某些人身上，必是因为这些人有这样或那样的过错。

这种想法有助于维护自己的安全感：因为我没犯错，所以我不会遭遇这样的不幸，我是安全的。出于这种心理，人们常常推论心理疾病患者的父母必定在养育中犯下了过失。事实上也有很多自闭症患儿的父母所犯的过错并不比一般父母更多。即使有一些自闭症患儿的父母表现出更多的情绪问题，在养育孩子过程中有更多的不当行为，往往也是他们面对的养育挑战更加困难，所承受的心理压力更大导致的。如果我们像故事中的朋友亲戚一样，对自闭症孩子的家长有诸多误解，反而会加重他们心中的压力，让自闭症孩子与家庭的生活更加艰难。

3. 自闭症的孩子都表现得安静沉默吗？

正确答案：不是。

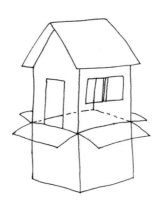

鹏鹏4岁了，他的妈妈非常爱他，但是也非常头疼。为什么呢？原来鹏鹏变得越来越"不听话"。

鹏鹏有时会突然尖利又刺耳地怪笑，让人毛骨悚然，没有人知道他在笑什么。妈妈在一旁怎样都没办法制止他。

鹏鹏有时会不停地喃喃自语，嘴里报着地铁站名，一站接一站，完全按照顺序背下来，在嘴里一遍又一遍地重复。数路上经过的车辆，"一、二、三、四、五……"，一个人可以数很久。

鹏鹏有时还会举起双手在头前方不断摇晃，像一个快速摆动的雨刷器，这时无论妈妈说什么他都毫无反应。

情绪爆发的鹏鹏也非常激烈，他会号啕大哭，高声尖叫，怎样安抚都没有用。

后来妈妈带鹏鹏去医院看医生，医生告诉妈妈鹏鹏患有自闭症。

自闭症？怎么可能，鹏鹏是个有时候甚至有些吵闹的孩子，怎么会是自闭症呢？

其实，自闭症孩子并不都是安静沉默的。

自闭症，又称为孤独症，是一种复杂的神经发育障碍。自闭症的症状平均在2~3岁出现，但有些可能更早。自闭症是持续终生的疾病，迄今为止不可治愈。但是如果在早期发现，通过科学的训练可以有效改善患儿的社会功能。因此，如果父母发现孩子的心理行为发展异常，怀疑孩子有自闭症，需要尽早寻求专业人员的评估诊断。儿童自闭症的早期迹象包括：

1.说话晚于普通儿童；

2.反复重复某个动作或词语、声音；

3.交流异常，如回避眼神交流、表情单调；

4.不喜欢与其他孩子一起游戏；

5.抗拒变化，日常安排的微小变化可能引起强烈的情绪反应；

6.对某种特定的物品、颜色、质地、声音等有强烈的特殊兴趣等。

自闭症患者常常伴随着焦虑、抑郁等情绪问题，有时容易出现发脾气、大喊大叫的情况，并非总是没有情绪反应。人们常常误解自闭症是内向或不擅长社交，这是把日常语言中"自闭"的含义与自闭症疾病特点混淆了。自闭症患者所表现出的内向，其本质是更深层次的社交缺陷，他们无法顺畅与他人建立并维持关系，在理解人与人的关系上有困难。

准确来说，自闭症其实是自闭症谱系障碍，包含着多种严重程度不同、功能水平各异的发展障碍。自闭症的共同特点是，在社交和沟通上存在困难和缺陷，可能还伴随言语发育障碍、兴趣狭窄和行为方式刻板。这些症状会给患者的正常生活带来明显损害，但又不是单纯智力障碍造成的。大约有四分之三的自闭症患者伴有精神发育迟滞，但也有部分患者在某方面有较好的能力。有的自闭症孩子活泼爱动，也有的自闭症孩子内向安静。有的患者可以独立生活，而有的则需要大量日常生活照料。自闭症确诊需要专业的精神科医生通过一套系统的方法诊断，必要时需要多名医生进行评估。如果以为孩子活泼吵闹就不可能是自闭症，会错误理解该疾病的性质，不利于早期识别和筛查。

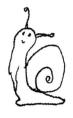

4. 在青少年阶段, 随着年龄增长, 心理健康问题
会越来越多吗?

正确答案: 是的。

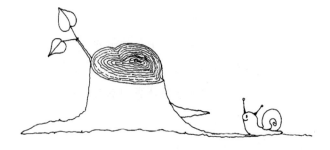

让我们来看一群妈妈的对话。

第1位妈妈说："现在的孩子真是越来越不好管了。自从孩子上了中学，就跟我们没话可说，常常一脸心事的样子。可是你要问他，他张嘴就说：'别管，我说了你也听不懂。'"

第2位妈妈说："你这还算好的，我们家的孩子不但不听我们的话，还会怼回来。上次我说让他多喝点水，你猜他说什么？他说水喝多了也会中毒。你听听这都是什么话？"

第3位妈妈说："对，上了初中以后，孩子就跟炸弹一样，根本就不敢碰，一碰就炸。好歹你们和孩子还有交流，我们的孩子根本就不跟我们交流，一回家就把自己关在房间里，上面还挂着，非请勿入。"

第4位妈妈说："你们的孩子至少还在学习，可我的儿子天天都在打游戏，不打游戏就玩手机，两个礼拜和我都说不上一句话，一个假期就这么过去了，什么东西都没学会。你们说我可该怎么办呢？"

第1位妈妈又说："是，真愁人。孩子平时跟同学聊得那么欢，可回到家就变哑巴了，我都以为他自闭了。"

第2位妈妈又说："我们养个孩子是为了跟我们斗吗？真是冤家，一点都不体谅我们，一点都不懂事儿。"

第3位妈妈又说："孩子还让我们别管，能不管吗？他自己要是能管好自己，我也就不用这么操心了。"

第4位妈妈又说："还是小时候好，多可爱，多听话，现在天天打游戏，遇到学习就头疼，这样下去可怎么得了？"

这时，一直沉默的第5位妈妈说话了。她说，我和我的女儿都说好了，她青春期怎么整我，我更年期就怎么整她。

为什么这些青少年的妈妈们会有如此之多的烦恼？是不是孩子随着年龄的增加，心理问题真的在增多？

首先，研究确实发现，无论是在国内还是国外，随着年龄的增长，在青少年阶段孩子的情绪问题、行为问题都有逐渐增多的趋势。

所谓的情绪问题，包括以抑郁、焦虑为代表的各种负面情绪，例如大家知晓最多的抑郁情绪。随着青少年年龄的增长，抑郁情绪会显著增加。这个变化受到激素变化的影响，但也与青少年的特点有关，青春期的孩子自我意识觉醒，同时仍然有很多生活的困惑，身体发育得比较快，但应对生活的经验却不能同步发展。

随着青少年年龄的增长，行为问题（如攻击行为和违纪行为）也会有所增加。攻击行为包括言语攻击、躯体攻击等。也就是说有可能会出现更多的争吵，甚至打架。而违纪行为往往指的是针对青少年、未成年人有约束的各类行为。比如说吸烟，我们不认为成年人吸烟是行为问题，但是青少年吸烟是违反纪律的。违纪行为还包括不听父母的话，不遵守家规，不听学校的规定，不遵守社会的公德等。

当青少年的情绪问题和行为问题都随着年龄增加时，父母当然会感觉到更多的困扰，有时甚至觉得孩子是不是真的变坏了，出了问题。然而，这需要具体问题具体分析。

对大多数青少年而言，该发展阶段是一种从儿童期过渡到成人期的一个探索阶段。在探索阶段，虽然他的自我管理能力还不能到达成熟的水平，但是他却渴望拥有成年人所拥有的那些自由，尝试成年人才能做的事情，以此去证明自己已经长大了。随着孩子真正地走向成熟，这一类的探索会逐渐地减少。

通过青少年阶段的探索，孩子逐渐地明确，自己是一个怎样的人，应该遵守什么样的界限，而自己的优势又在哪里。孩子在这个阶段的一些表现会和家庭密切关联。在青少年阶段，孩子从儿童过渡到成人，也意味着他需要逐渐地从依赖父母走向独立，这需要父母有心理准备来应对这一变化。心理学家发现，在青少年时期，男性和女性可能会采用略有不同的策略来走向心理上的独立。

对于男孩子来说，他们会更多地采用拉远距离的方式，来感受到自己的独立。他们更可能在家庭之外的环境中去相处和探索，如很多男孩子想要去远方游历或者到远方去上学。即使在家里也可能通过与父母减少沟通的方式，来逐步形成自己的独立。而对女孩子来说，她们更多地采取增多互动的方式，但是这种增多互动很多时候是通过增多一些争吵，表明彼此的不同，从而探索到自己立场的独立。

那么无论是拉远距离，还是增加争吵，对于父母来说，都会带来新的压力。在这个时期，父母可能会对孩子逐渐脱离自己的影响和控制感到不安、不适应，但这也意味着父母需要作出调整。

在这个阶段，孩子其实仍然需要父母的支持，但是通常不是过于主动给予的支持。父母应该像一个安全基地一样，也就是说允许孩子向外面的世界探索，但是同时为孩子提供支持。每当孩子有需要有困难时，父母就会成为孩子回来解决困惑、重新充电的安全港湾。

因此，父母忍耐住过于主动的帮助、询问和支持是非常重要的。因为过于主动的帮助，会破坏孩子正在尝试的独立感，因而可能引起孩子的反感。对于大多数青少年来说，他们都会通过各种尝试度过这个阶段，逐步地走向成熟。因此，虽然随着青春期青少年年龄的增加，各种心理问题有所上升，但是这并不是值得慌张的一件事情。如果父母对这种趋势有一定的预见性，有利于大家更好地应对青春期的心理健康问题，也就不必盲目担心和过度紧张了。

参考文献

［法］爱米尔·杜尔凯姆.自杀论［M］.钟旭辉译，杭州：浙江人民出版社，1988.

［美］伯格.人格心理学（第8版）［M］.陈会昌译，北京：中国轻工业出版社，2007.

陈祉妍，王雅芯，郭菲，章婕，江兰.国民心理健康素养调查［A］.//傅小兰，张侃，陈雪峰，陈祉妍（编）.中国国民心理健康发展报告（2017-2018）.北京：社会科学文献出版社，2019.

费立鹏.中国的自杀现状及未来的工作方向［J］.中华流行病学杂志，2004（04）：8-10.

高鑫，丁碧蕾，冯姝慧，邢淑芬.父母心理控制和儿童消极情绪性对学前儿童问题行为的共同作用："素质—压力"还是"差别易感性"［J］.心理发展与教育，2018，34（1）：28-37.

关彩萍，王芳芳.父母教养方式与心理健康关系的研究［J］.中国学校卫生，2001（05）：401-402.

宫翠风，李涛，薛秀梅，刘英，张岩.青少年心理疾病与家庭养育方式的关系［J］.中国临床心理学杂志，2002（02）：152-153.

黄星，杨丽，郑睿敏，金曦，吴久玲.产后抑郁预测的研究进展［J］.中国妇幼保健，2019，34（14）：3385-3387.

贾黎斋.婚姻质量的心理因素研究［J］.黄河科技大学学报，2016，18（03）：

76-82.

靳宇倡，丁美月.产后抑郁的预测因素及神经生理机制［J］.心理科学进展，2017，25（07）：1145-1161.

梁艺颖，庄雪菲，杨阳，洪彬雪，潘赛，刘元元.中国精神分裂症患者自杀相关行为发生率的Meta分析［J］.中国卫生事业管理，2019，36（09）：696-701.

李鸽，曹倖，王力.农村青少年创伤经历及创伤后应激障碍流行特征［J］.心理与行为研究，2019，17（3）：395-401.

刘宝鹏.农村自杀未遂结局及其相关因素的前瞻性队列研究［D］.山东大学，2017.

刘莉，张丹，吕海龙，李亚敏.精神分裂症自杀危险因素研究进展［J］.国际精神病学杂志，2015，42（01）：59-61.

龙迪.性之耻，还是伤之痛：中国家外儿童性侵犯家庭经验探索性研究［M］.桂林：广西师范大学出版社，2007.

明志君，陈祉妍.心理健康素养：概念、评估、干预和作用［J］.心理科学进展，2020，28（1）：1-12.

王帅，魏彦照，周玉明，郑毅.儿童孤独症药物治疗的研究进展［J］.临床精神医学杂志，2018，28（01）：62-64.

吴莹婷，郭菲，王雅芯，江兰，陈祉妍.父母婚姻质量与青少年外化问题的关系：教养方式的中介作用［J］.心理发展与教育，2017，33（3）：345-351.

吴梓雄.婚外恋的成因及防范与处理［J］.卫生职业教育，2010，28（05）：156-157.

徐安琪，叶文振.婚姻质量：婚姻稳定的主要预测指标［J］.上海社会科学院学术季刊，2002（04）：103-112.

徐东，张学立.自杀未遂者出院后再次出现自杀行为的6年随访［J］.中国神经精神疾病杂志，2011（7），410-412.

杨多多，苏美华，张卓.正负性情绪对免疫系统的影响［J］.广州体育学院学报，2008，28（S1）：85-87.

尤娜，杨广学.自闭症诊断与干预研究综述［J］.中国特殊教育，2006（07）：26-31.

曾欣然，汪玥，丁俊浩，周晖.班级欺凌规范与欺凌行为：群体害怕与同辈压力的中介作用［J］.心理学报，2019，51（8）：935-944.

张文新.青少年发展心理学［M］.济南：山东人民出版社，2002.

张向阳，张湘婷，马海萍.运动与产后抑郁关联研究进展［J］.中国社区医师，2018，34（35）：8-10.

张亚林，曹玉萍.心理咨询与心理治疗技术操作规范［M］.北京：科学出版社，2014.

赵丹，余林.社会交往对老年人认知功能的影响［J］.心理科学进展，2016，24（01）：46-54.

中华医学会精神病学分会.CCMD-3中国精神障碍分类与诊断标准［M］.济南：山东科学技术出版社，2001.

朱丽娜，张伟波，蔡军.精神分裂症死亡特征及原因的研究进展［J］.中国健康心理学杂志，2019，27（10）：1596-1600.

自杀和自杀未遂的相关因素［J］.中国心理卫生杂志，2015，029（0z1）：105-114.

Agudelo L. Z., Femenía T., Orhan F., et al. Skeletal muscle PGC-1α1 modulates kynurenine metabolism and mediates resilience to stress-induced depression［J］. *Cell*, 2014, 159(1): 33-45.

Ahlborg T., Dahlöf L. G., Hallberg L. R. M. Quality of the intimate and sexual relationship in first-time parents six months after delivery［J］. *Journal of Sex Research*, 2005, 42(2): 167-174.

Ainsworth S., Fraser J. *If Your Child Stutters: A Guide for Parents. Based on a Conference of the Speech Foundation of America* (Oahu, Hawaii, December 27, 1976-January 4, 1977). Revised Edition. Publication No. 11［M］, Speech Foundation of America, PO Box 1749, Memphis, TN 38111, 1986.

Amanda C. M., Stephanie K., Emmaleigh L., et al. Psychological well-being in elderly adults with extraordinary episodic memory [J] . *Plos One*, 2017, 12(10):e0186413-.

American Psychiatric Association. *Diagnostic and Statistical Manual of Mental Disorders. Text Revision-Fourth.* Washington, D.C.: American Psychiatric Association, 2000.

American Psychiatric Association. *Diagnostic and statistical manual of mental disorders (DSM-5®).* American Psychiatric Pub, 2013.

American Psychological Association. Guidelines for psychological evaluations in child protection matters [J] . *The American Psychologist*, 2013, 68(1):20.

Avia M. D., Ruiz M. A. Recommendations for the treatment of hypochondriac patients [J] . *Journal of Contemporary Psychotherapy*, 2005, 35(3): 301-313.

Bailey R., Wells A. Metacognitive therapy in the treatment of hypochondriasis: A systematic case series [J] . *Cognitive Therapy and Research*, 2014, 38(5): 541-550.

Barber V. Studies in the Psychology of Stuttering, XV: Chorus Reading as a Distraction in Stuttering [J] . *Journal of Speech Disorders*, 1939, 4(4): 371-383.

Barsky A. J., Ahern D. K. Cognitive behavior therapy for hypochondriasis: a randomized controlled trial [J] . *Jama*, 2004, 291(12): 1464-1470.

Bauman M. L., & Kemper T. L. (Eds.).*The Neurobiology of Autism* [M] . JHU Press, 2005.

Beck C. T. Predictors of postpartum depression: an update [J] . *Nursing Research*,2001, 50(5): 275-285.

——The effects of postpartum depression on maternal-infant interaction: A meta-analysis [J] . *Nursing Research*, 1995.

Belmonte M. K., Allen G., Beckel-Mitchener A., et al. Autism and abnormal development of brain connectivity〔J〕. *Journal of Neuroscience*, 2004, 24(42): 9228-9231.

Bjørnsen H. N., Espnes G. A., Eilertsen M-E B., Ringdal R., & Moksnes U K. The relationship between positive mental health literacy and mental well-being among adolescents: Implications for school health services〔J〕. *The Journal of School Nursing*, 2019, 35(2): 107-116.

Birmaher B., Ryan N. D., Williamson D. E., et al. Childhood and adolescent depression: a review of the past 10 years. Part I〔J〕. *Journal of the American Academy of Child & Adolescent Psychiatry*, 1996, 35(11): 1427-1439.

Birmaher B., Ryan N. D., Williamson D. E., et al. Childhood and adolescent depression: a review of the past 10 years. Part II〔J〕. *Journal of the American Academy of Child & Adolescent Psychiatry*, 1996, 35(12): 1575-1583.

Bisson J. I. Post-traumatic stress disorder〔J〕.*Occupational medicine*, 2007, 57(6):399-403.

Blair C., Raver C. C. Child development in the context of adversity: experiential canalization of brain and behavior〔J〕. *American Psychologist*, 2012, 67(4): 309.

Bowlby J. *A Secure Base: Parent-child Attachment and Healthy Human Development*〔M〕. Basic books, 2008.

Briere J. N. *Child Abuse Trauma: Theory and Treatment of The Lasting Effects*〔M〕. Sage Publications, Inc., 1992.

Broadhurst P. L. Emotionality and the Yerkes-Dodson law〔J〕. *Journal of Experimental Psychology*, 1957, 54(5): 345.

Burcusa S. L., Iacono W G. Risk for recurrence in depression〔J〕. *Clinical Psychology Review*, 2007, 27(8): 959-985.

Byrne A., Byrne D. G. The effect of exercise on depression, anxiety and other mood states ［J］. *Journal of Psychosomatic Research*, 1993, 37: 565.

Campbell S. B. Behavior problems in preschool children: A review of recent research ［J］. *Journal of Child Psychology and Psychiatry*, 1995, 36(1): 113-149.

Carlborg A., Winnerbäck K., Jönsson E. G., et al. Suicide in schizophrenia［J］. *Expert Review of Neurotherapeutics*, 2010, 10(7): 1153-1164.

Chaddock L., Pontifex M. B., Hillman C. H., et al. A review of the relation of aerobic fitness and physical activity to brain structure and function in children ［J］. *Journal of the International Neuropsychological Society*, 2011, 17(6): 975-985.

Christian L. M., Graham J. E., Padgett D. A., Glaser R., & Kiecolt-Glaser J. K. Stress and wound healing ［J］. *Neuroimmunomodulation*, 2006, 13(5-6):337-346.

Cieslak R., Shoji K., Douglas A., et al. A meta-analysis of the relationship between job burnout and secondary traumatic stress among workers with indirect exposure to trauma ［J］. *Psychological Services*, 2014, 11(1): 75.

Coe D. P., Pivarnik J. M., Womack C. J., et al. Effect of physical education and activity levels on academic achievement in children ［J］. *Medicine & Science in Sports & Exercise*, 2006, 38(8): 1515-1519.

Cohen M. M., Jing D., Yang R. R., et al. Early-life stress has persistent effects on amygdala function and development in mice and humans ［J］. *Proceedings of the National Academy of Sciences*, 2013, 110(45): 18274-18278.

Cohen S., Herbert T. B. Health psychology: Psychological factors and physical disease from the perspective of human psychoneuroimmunology ［J］. *Annual Review of Psychology*, 1996, 47(1): 113-142.

Cox R. (Ed.). *Shaping Childhood: Themes of Uncertainty in the History of Adult-child Relationships* ［M］. Routledge, 2002.

Crooks V. C., Lubben J., Petitti D. B., et al. Social network, cognitive function, and dementia incidence among elderly women [J] . *American Journal of Public Health*, 2008, 98(7): 1221-1227.

Cuijpers P., Dekker J., Hollon S. D., et al. *Adding Psychotherapy to Pharmacotherapy in the Treatment of Depressive Disorders in Adults: a Meta-analysis* [M] //Database of Abstracts of Reviews of Effects (DARE): Quality-assessed Reviews [Internet] . Centre for Reviews and Dissemination (UK), 2009.

Cuijpers P., Van Straten A., Andersson G., et al. Psychotherapy for depression in adults: a meta-analysis of comparative outcome studies [J] . *Journal of Consulting and Clinical Psychology*, 2008, 76(6): 909.

Danese A., McEwen B. S. Adverse childhood experiences, allostasis, allostatic load, and age-related disease [J] . *Physiology & Behavior*, 2012, 106(1): 29-39.

Darling N., Steinberg L. Parenting style as context: An integrative model [J] . *Psychological Bulletin*, 1993, 113(3): 487.

Deci E. L., & Ryan R. M. *Self-Determination* [M] . John Wiley & Sons, Inc., 2010.

DeLongis A., Coyne J. C., Dakof G., et al. Relationship of daily hassles, uplifts, and major life events to health status [J] . *Health Psychology*, 1982, 1(2): 119.

Deth R., Muratore C., Benzecry J., et al. How environmental and genetic factors combine to cause autism: A redox/methylation hypothesis [J] . *Neurotoxicology*, 2008, 29(1): 190-201.

Dillon K. M., Minchoff B., Baker K. H. Positive emotional states and enhancement of the immune system [J] . *The International Journal of Psychiatry in Medicine*, 1986, 15(1): 13-18.

DiMatteo M. R., Lepper H. S., Croghan T. W. Depression is a risk factor for noncompliance with medical treatment: meta-analysis of the effects of anxiety and depression on patient adherence [J] . *Archives of Internal Medicine*, 2000, 160(14): 2101-2107.

Dinwiddie S., Heath A. C., Dunne M. P., et al. Early sexual abuse and lifetime psychopathology: a co-twin–control study [J] . *Psychological Medicine*, 2000, 30(1): 41-52.

Douglas K. S., Ogloff J. R. P., Nicholls T. L., et al. Assessing risk for violence among psychiatric patients: the HCR-20 violence risk assessment scheme and the Psychopathy Checklist: Screening Version [J] . *Journal of Consulting and Clinical Psychology*, 1999, 67(6): 917.

DuBois D. L., Eitel S. K., Felner R. D. Effects of family environment and parent-child relationships on school adjustment during the transition to early adolescence [J] . *Journal of Marriage and the Family*, 1994: 405-414.

Elkin I., Shea M. T., Watkins J. T., et al. National Institute of Mental Health treatment of depression collaborative research program: General effectiveness of treatments [J] . *Archives of General Psychiatry*, 1989, 46(11): 971-982.

Eysenck H. J. Crime and personality [J] .*Medico-Legal Journal*, 1979, 47(1): 18-32.

Eysenck H. J. *Personality and the Biosocial Model of Anti-social and Criminal Behaviour* [M] //*Biosocial bases of violence.* Springer, Boston, MA, 1997: 21-37.

Fairburn C. G., Jones R., Peveler R. C., et al. Psychotherapy and bulimia nervosa: Longer-term effects of interpersonal psychotherapy, behavior therapy, and cognitive behavior therapy [J] . *Archives of General Psychiatry*, 1993, 50(6): 419-428.

Fairburn I. C. G., Wilson G. T., Schleimer K. Binge Eating: Nature, assessment and treatment (pp. 317-360) [J] . *New York: Guilford Press*,1993,10.

Fenton W. S. Depression, suicide, and suicide prevention in schizophrenia［J］. *Suicide and Life-Threatening Behavior*,2000, 30(1): 34-49.

Ficca G., Axelsson J., Mollicone D. J., et al. Naps, cognition and performance ［J］. *Sleep Medicine Reviews*,2010,14(4): 249-258.

Folstein S., Rutter M. Infantile autism: a genetic study of 21 twin pairs ［J］. *Journal of Child Psychology and Psychiatry*,1977,18(4): 297-321.

Forman-Hoffman V. L., Bose J., Batts K. R., et al. *Correlates of Lifetime Exposure to One or More Potentially Traumatic Events and Subsequent Posttraumatic Stress Among Adults in the United States: Results from the Mental Health Surveillance Study, 2008-2012* ［M］ //CBHSQ data review. Substance Abuse and Mental Health Services Administration (US), 2016.

Fountoulakis K. N., Leucht S., Kaprinis G. S. Personality disorders and violence ［J］. *Current Opinion in Psychiatry*, 2008, 21(1): 84-92.

Fox K. R. Self-esteem, self-perceptions and exercise ［J］. *International Journal of Sport Psychology*, 2000.

Freud Anna. *The Ego and the Mechanisms of Defence* ［M］.Karnac Books, 1992.

Gene-Cos N. Post-traumatic stress disorder: The management of PTSD in adults and children in primary and secondary care: National collaborating centre for mental health ［J］.*The Psychiatrist*, 2006, 30(9): 357.

Gillions A., Cheang R., Duarte R. The effect of mindfulness practice on aggression and violence levels in adults: A systematic review ［J］. *Aggression and Violent Behavior*, 2019.

Goldfarb A. H., Jamurtas A. Z. β-Endorphin response to exercise ［J］. *Sports Medicine*, 1997, 24(1): 8-16.

Gortner E. T.,Gollan J. K., Dobson K. S., & Jacobson N. S. Cognitive–behavioral treatment for depression: Relapse prevention. *Journal of Consulting and Clinical Psychology*, 1998, 66(2): 377.

Gotlib I. H., & Hammen C. L. *Psychological Aspects of Depression: Toward a Cognitive-interpersonal Integration* ［M］. John Wiley & Sons,1992.

Gotlib Ian H., Hammen C. L. (ed.). *Handbook of depression* ［M］. Guilford Press,2008.

Graham D. T., Lundy R. M., Benjamin L. S., Kabler J. D., Lewis W. C., Kunish N. O., & Graham F. K. Specific attitudes in initial interviews with patients having different" psychosomatic" diseases ［J］.*Psychosomatic Medicine*, 1962, 24(3): 257-266.

Green J. G., McLaughlin K. A., Berglund P. A., et al. Childhood adversities and adult psychiatric disorders in the national comorbidity survey replication I: associations with first onset of DSM-IV disorders ［J］. *Archives of General Psychiatry*, 2010, 67(2): 113-123.

Guitar B., Conture E. G. If you think your child is stuttering ［J］. *Retrieved March*, 2002, 31: 2004.

Gullotta T. P., Plant R. W., & Evans M. A. (Eds.). *Handbook of Adolescent Behavioral Problems: Evidence-based Approaches to Prevention and Treatment* ［M］. Springer, 2014.

Guo S., DiPietro L. A. Factors affecting wound healing ［J］. *Journal of Dental Research*, 2010, 89(3): 219-229.

Hawton K., Sutton L., Haw C., et al. Schizophrenia and suicide: systematic review of risk factors ［J］. *The British Journal of Psychiatry*, 2005, 187(1): 9-20.

Hendrick V., Altshuler L. L., Suri R. Hormonal changes in the postpartum and implications for postpartum depression ［J］. *Psychosomatics*, 1998, 39(2): 93-101.

Hersen M., Turner S. M., & Beidel D. C. (Eds.). *Adult psychopathology and diagnosis*. John Wiley & Sons, 2011.

Hor K., Taylor M. Suicide and schizophrenia: a systematic review of rates and risk factors [J] . *Journal of Psychopharmacology*, 2010, 24(4_suppl): 81-90.

Hovens J. G. F. M., Giltay E. J., Wiersma J. E., et al. Impact of childhood life events and trauma on the course of depressive and anxiety disorders [J] . *Acta Psychiatrica Scandinavica*, 2012, 126(3): 198-207.

Huppert J. D., Roth D. A. Treating obsessive-compulsive disorder with exposure and response prevention [J] . *The Behavior Analyst Today*,2003, 4(1): 66-70.

James C. Beck. Epidemiology of Mental Disorder and Violence: Beliefs and Research Findings [J] . *Harvard Review of Psychiatry*, 1994, 2(1):1-6.

Janssen I., & LeBlanc A. G. Systematic review of the health benefits of physical activity and fitness in school-aged children and youth [J] . *International Journal of Behavioral Nutrition and Physical activity*,2010,7(1):40.

Jeavons S. Predicting who suffers psychological trauma in the first year after a road accident [J] . *Behaviour Research and Therapy*, 2000, 38(5): 499-508.

Johnson V., Pandina R. J. Effects of the family environment on adolescent substance use, delinquency, and coping styles [J] . *The American Journal of Drug and Alcohol Abuse*,1991, 17(1): 71-88.

Jolles D., Crone E. A. Training the developing brain: a neurocognitive perspective [J] . *Frontiers in Human Neuroscience*, 2012, 6: 76.

Jones D. R. Meta-analysis: weighing the evidence [J] . *Statistics in Medicine*, 1995, 14(2): 137-149.

Jørgensen M. B., Dam H., Bolwig T. G. The efficacy of psychotherapy in non-bipolar depression: a review [J] . *Acta Psychiatrica Scandinavica*, 1998, 98(1): 1-13.

Jorm A. F., Korten A. E, Jacomb P. A., Christensen H., Rodgers B., Pollitt P. "Mental health literacy" : a survey of the public's ability to recognise mental disorders and their beliefs about the effectiveness of treatment [J] . *Medical Journal of Australia*, 1997, 166:182-186.

Kanner A. D., Coyne J. C., Schaefer C., et al. Comparison of two modes of stress measurement: Daily hassles and uplifts versus major life events [J] . *Journal of Behavioral Medicine*, 1981, 4(1): 1-39.

Kaye W. H., Bulik C. M., Thornton L., et al. Comorbidity of anxiety disorders with anorexia and bulimia nervosa [J] . *American Journal of Psychiatry*, 2004, 161(12): 2215-2221.

Kendall-Tackett K. Psychological trauma and physical health: A psychoneuroimmunology approach to etiology of negative health effects and possible interventions [J] . *Psychological Trauma: Theory, Research, Practice, and Policy*, 2009, 1(1): 35.

Kendler K. S., Gatz M., Gardner C. O., et al. A Swedish national twin study of lifetime major depression [J] . *American Journal of Psychiatry*, 2006, 163(1): 109-114.

Khan N. A., Hillman C. H. The relation of childhood physical activity and aerobic fitness to brain function and cognition: a review [J] . *Pediatric Exercise Science*, 2014, 26(2): 138-146.

Kim J., Lee K. S., Dai Jin Kim S. C. H., et al. Characteristic risk factors associated with planned versus impulsive suicide attempters [J] . *Clinical Psychopharmacology and Neuroscience*, 2015, 13(3): 308-315.

Kim-Cohen J., Caspi A., Taylor A., et al. MAOA, maltreatment, and gene–environment interaction predicting children's mental health: new evidence and a meta-analysis [J] . *Molecular Psychiatry*, 2006, 11(10): 903-913.

Klein M. H., Hyde J. S., Essex M. J., et al. Maternity leave, role quality, work involvement, and mental health one year after delivery [J] . *Psychology of Women Quarterly*, 1998, 22(2): 239-266.

Kneisl C. R., Trigoboff E. *Contemporary Psychiatric-mental Health Nursing*

［M］. Pearson/Prentice Hall, 2004.

Kovacs M. The children's depression inventory (CDI)［J］.*Psychopharmacol Bull*,1985, 21: 995-998.

Kring A. M., Johnson S. L., Davison G. C., & Neale J. M. *Abnormal Psychology*［M］. Singapore: Wiley, 2013.

Kushagra Nijhara, Snigdha Bhatia, B. Unnikrishnan. Corporal Punishment in Children and its Implications on Mental Health［J］.*Indian Journal of Pediatrics*, 2018, 85(5): 405.

Kusurkar R. A., Croiset G., Ten Cate O. T. J.. Twelve tips to stimulate intrinsic motivation in students through autonomy-supportive classroom teaching derived from self-determination theory［J］. *Medical Teacher*, 2011, 33(12): 978-982.

Kutcher S., Bagnell A., Wei Y. Mental health literacy in secondary schools: a Canadian approach［J］. *Child and Adolescent Psychiatric Clinics of North America*, 2015, 24(2): 233-244.

Larson E. B., Yaffe K., Langa K. M. New insights into the dementia epidemic［J］. *The New England Journal of Medicine*, 2013, 369(24): 2275-2277.

LeDoux J. E. *Anxious: Using the Brain to Understand and Treat Fear and Anxiety*［M］. Penguin, 2015.

Li W., Reavley N. Recognition and beliefs about treatment for mental disorders in mainland China: a systematic review and meta-analysis［J］. *Social Psychiatry and Psychiatric Epidemiology*, 2019: 1-21.

Linden D. E. J. How psychotherapy changes the brain–the contribution of functional neuroimaging［J］. *Molecular Psychiatry*, 2006, 11(6): 528-538.

Livingston G., Sommerlad A., Orgeta V., et al. Dementia prevention, intervention, and care［J］. *The Lancet*, 2017, 390(10113): 2673-2734.

Lupien S. J., McEwen B. S., Gunnar M. R., & Heim C. Effects of stress throughout the lifespan on the brain, behaviour and cognition［J］.*Nature*

Reviews Neuroscience, 2009, 10(6): 434.

Mariellen W., Ronald F. Duska. Moral Development: Guide to Piaget and Kohlberg ［ J ］. *Child Development*, 1975: 128.

McClelland D. C. Achieving society (Vol. 92051) ［ J ］. *New York, NY: Simon*,1967.

Moretti M. M., Fine S., Haley G., & Marriage K. Childhood and adolescent depression: Child-report versus parent-report information ［ J ］. *Journal of the American Academy of Child Psychiatry*, 1985, 24(3): 298-302.

Murray L., & Cooper P. J. *Postpartum Depression and Child Development*［ M ］. Psychological medicine, 1997, 27(2): 253-260.

Neisser U. *Cognitive Psychology: Classic Edition* ［ M ］. Psychology Press, 2014.

Ney P. G. Does verbal abuse leave deeper scars: A study of children and parents ［ J ］ .*The Canadian Journal of Psychiatry*, 1987, 32(5): 371-378.

North T. C., Mccullagh P., Tran Z. V. Effect of Exercise on Depression ［ J ］. *Exercise & Sport Sciences Reviews*,1990, 18(1): 379-416.

O'Hara M. W. *Postpartum depression. In Postpartum Depression* (pp. 136-167). Springer, Berlin, Heidelberg, 1995.

O'Donovan M. C., Williams N. M., Owen M. J. Recent advances in the genetics of schizophrenia ［ J ］. *Human Molecular Genetics*, 2003,12(suppl_2): R125-R133.

O'hara M. W., Swain A. M. Rates and risk of postpartum depression—a meta-analysis ［ J ］. *International Review of Psychiatry*, 1996, 8(1): 37-54.

Parsons T. D., Rizzo A. A. Affective outcomes of virtual reality exposure therapy for anxiety and specific phobias: A meta-analysis ［ J ］ . *Journal of Behavior Therapy and Experimental Psychiatry*, 2008, 39(3): 250-261.

Petruzzello S. J., Landers D. M., Hatfield B. D., et al. A meta-analysis on the anxiety-reducing effects of acute and chronic exercise ［ J ］ . *Sports*

Medicine, 1991, 11(3): 143-182.

Phillips J. P. Workplace violence against health care workers in the United States ［J］. *New England Journal of Medicine*, 2016, 374(17): 1661-1669.

Pynoos R. S., Steinberg A. M., Piacentini J. C. A developmental psychopathology model of childhood traumatic stress and intersection with anxiety disorders ［J］. *Biological Psychiatry*, 1999, 46(11): 1542-1554.

Rie H. E. Depression in childhood: A survey of some pertinent contributions ［J］. *Journal of the American Academy of Child Psychiatry*, 1966, 5(4): 653-685.

Robertson E., Grace S., Wallington T., et al. Antenatal risk factors for postpartum depression: a synthesis of recent literature ［J］. *General Hospital psychiatry*, 2004, 26(4): 289-295.

Roehrs T., Roth T. Sleep, sleepiness, and alcohol use ［J］. *Alcohol Research & Health: the Journal of the National Institute on Alcohol Abuse and Alcoholism*, 2001, 25(2): 101-109.

Rosenhan D. L. On being sane in insane places ［J］. *Science*, 1973, 179(4070): 250-258.

Ryan R. M., Deci E. L. Self-determination theory and the facilitation of intrinsic motivation, social development, and well-being ［J］. *American Psychologist*, 2000, 55(1): 68.

Salmon P. Effects of physical exercise on anxiety, depression, and sensitivity to stress: a unifying theory ［J］. *Clinical Psychology Review*, 2001, 21(1): 33-61.

Segerstrom S. C., Miller G. E. Psychological stress and the human immune system: a meta-analytic study of 30 years of inquiry ［J］. *Psychological Bulletin*, 2004, 130(4): 601.

Shaffer D. D. R., Kipp K. *Developmental Psychology: Childhood & Adolescence: Childhood and Adolescence* ［M］. Cengage Learning, 2010.

Shapiro J. R., Berkman N. D., Brownley K. A., et al. Bulimia nervosa treatment: a systematic review of randomized controlled trials [J]. *International Journal of Eating Disorders*, 2007, 40(4): 321-336.

Shonkoff J. P., Garner A. S., Siegel B. S., et al. The lifelong effects of early childhood adversity and toxic stress [J]. *Pediatrics*, 2012, 129(1): e232-e246.

Sibley B. A., & Etnier J. L. The relationship between physical activity and cognition in children: a meta-analysis [J]. *Pediatric Exercise Science*, 2003, 15(3): 243-256.

Sicile-Kira C. *Autism Spectrum Disorder: The Complete Guide to Understanding Autism* [M]. Tarcher Perigee, 2014.

Siegle G. J., Carter C. S., & Thase M. E. Use of FMRI to predict recovery from unipolar depression with cognitive behavior therapy [J]. *American Journal of Psychiatry*, 2006, 163(4): 735-738.

Simonoff E., Pickles A., Meyer J. M., Silberg J. L., Maes H. H., Loeber R., ... & Eaves L. J. The Virginia Twin Study of Adolescent Behavioral Development: Influences of age, sex, and impairment on rates of disorder [J]. *Archives of General Psychiatry*, 1997, 54(9): 801-808.

Simpson R. J. S., & Pearson K. Report on certain enteric fever inoculation statistics [J]. *The British Medical Journal*, 1904: 1243-1246.

Solís C. B., Kelly-Irving M., Fantin R., Darnaudéry M., Torrisani J., Lang T., & Delpierre C. Adverse childhood experiences and physiological wear-and-tear in midlife: Findings from the 1958 British birth cohort [J]. *Proceedings of the National Academy of Sciences*, 2015, 112(7): e738-e746.

Stamm B. *Secondary Traumatic Stress: Self-care Issues for Clinicians, Researchers, and Educators* [M]. The Sidran Press, 1995.

Stein M. D., & Friedmann P. D. Disturbed sleep and its relationship to alcohol use [J]. *Substance Abuse*, 2006, 26(1):1-13.

Steinbrueck S. M., Maxwell S. E., & Howard G. S. A meta-analysis of psychotherapy and drug therapy in the treatment of unipolar depression with adults [J]. *Journal of Consulting and Clinical Psychology*, 1983, 51(6): 856.

Stengel E. Recent Resarch into Suicide and Attempted Suicide [J]. *American Journal of Psychiatry*, 1962, 118(8): 725-727.

Striegel-Moore R. H., Silberstein L. R., & Rodin J. Toward an understanding of risk factors for bulimia [J]. *American Psychologist*, 1986, 41(3): 246.

Ströhle A. Physical activity, exercise, depression and anxiety disorders [J]. *Journal of Neural Transmission*, 2009, 116(6): 777.

Temoshok L. Personality, coping style, emotion and cancer: towards an integrative model [J]. *Cancer surveys*, 1987, 6(3): 545-567.

Turek F. W., & Zee P. C. (Eds.). *Regulation of Sleep and Circadian Rhythms* [M]. New York: Marcel Dekker, 1999.

Van Nierop M., Lataster T., Smeets F., Gunther N., Van Zelst C., de Graaf R., ... & Viechtbauer W. Psychopathological mechanisms linking childhood traumatic experiences to risk of psychotic symptoms: analysis of a large, representative population-based sample [J]. *Schizophrenia Bulletin*, 2014, 40: S123-S130.

Vandivort D. S., & Locke B. Z. Suicide ideation: its relation to depression, suicide and suicide attempt [J]. *Suicide and Life-threatening Behavior*, 1979, 9(4): 205-218.

Vierck E., Silverman J. M. Family studies of autism [J]. *Textbook of Autism Spectrum Disorders. Arlington (VA): American Psychiatric Publishing*, 2011: 299-312.

Vissing Y. M., Straus M. A., Gelles R. J., & Harrop J. W. Verbal aggression by parents and psychosocial problems of children [J]. *Child Abuse & Neglect*, 1991, 15(3): 223-238.

Vogel G. W. A review of REM sleep deprivation [J] . *Archives of General Psychiatry*, 1975, 32(6): 749-761.

Vos T., Allen C., Arora M., et al. Global, regional, and national incidence, prevalence, and years lived with disability for 310 diseases and injuries, 1990-2015: a systematic analysis for the Global Burden of Disease Study 2015 [J] . *The Lancet*, 2016, 388(10053): 1545-1602.

Weissman M. M. The efficacy of drugs and psychotherapy in the treatment of acute depressive episodes [J] . *The American Journal of Psychiatry*, 1979.

Weisz J. R., McCarty C. A., & Valeri S. M. Effects of psychotherapy for depression in children and adolescents: a meta-analysis [J] . *Psychological bulletin*, 2006, 132(1): 132.

Weitzman L. J. *Divorce Revolution* [M] . Collier Macmillan, 1985.

Wiederman M. W., & Pryor T. L. Body dissatisfaction, bulimia, and depression among women: The mediating role of drive for thinness [J] . *International Journal of Eating Disorders*, 2000, 27(1): 90-95.

Williams M. J., McManus F., Muse K., & Williams J. M. G. Mindfulness-based cognitive therapy for severe health anxiety (hypochondriasis): An interpretative phenomenological analysis of patients' experiences [J] . *British Journal of Clinical Psychology*, 2011, 50(4): 379-397.

Williamson Emma. Living in the world of the domestic violence perpetrator: Negotiating the unreality of coercive control [J] .*Violence Against Women*, 2010, 16(12): 1412-1423.

Wilson G. T., Fairburn C. C., Agras W. S., et al. Cognitive-behavioral therapy for bulimia nervosa: Time course and mechanisms of change [J] . *Journal of Consulting and Clinical Psychology*, 2002, 70(2): 267.

Woo J. M., Okusaga O., & Postolache T. T. Seasonality of Suicidal Behavior [J] . *International Journal of Environmental Research and Public Health*, 2012, 9(2): 531-547.

World Health Organization. *Preventing suicide: A global imperative* [M] . *World Health Organization*, 2014.

Yeager D. S., Dweck C. S. Mindsets that promote resilience: When students believe that personal characteristics can be developed [J] . *Educational Psychologist*, 2012, 47(4): 302-314.

Ziegelstein R. C., Fauerbach J. A., Stevens S. S., et al. Patients with depression are less likely to follow recommendations to reduce cardiac risk during recovery from a myocardial infarction [J] . *Archives of Internal Medicine*, 2000, 160(12): 1818-1823.

后　记

　　编写本书的初衷要追溯到十几年前，那时，我们编制了《中国心理健康量表》，并在全国开展了心理健康状况调查，后来又多次在不同人群中提供了测评服务。不过，测评心理健康水平并不能直接导向心理健康水平的提升。因此，我一直希望研制一种更贴近科普、更能够帮助人们提升心理健康水平的工具。2018年年初，也是在建立了《中国心理健康量表》全国常模的十年之后，我们编制了《国民心理健康素养问卷》，并进行了网上测试。

　　这次测试情况在我的职业生涯中是从未遇到过的。过去我们组织问卷测试时，需要准备适量的红包（被试费）来激励人们作答。可这次测试仅在作答后提供心理健康知识水平的反馈，作答问卷无任何酬劳；在网上投放问卷之后，除了请张侃老师帮我们在微博上转发以外，也没有进行其他推广。出乎意料的是，人们不仅踊跃作答，还纷纷转发，不到两周时间，已有上万人填答了这份问卷。而且我们还在后台发现，有的人不甘心自己得分太低，反复尝试做了9次之多。

许多人在答完这个问卷后，很想知道自己错在哪里，正确的答案是什么。由此，我们整理了一份答案。与此同时，我们也感到，仅提供答案是不够的，还应该告诉人们，问题的答案为什么是这样。接着，我们采取由我口述和讯飞软件识别的方式，又撰写了一份2万字的答案解释。当时有位担任学校心理老师的朋友，看到我们的答案解释之后，觉得这是给中学生讲心理健康课的不错方式，就将它应用在课堂中，并收到了很好的效果。这也启发了我们，我们想，可不可以面向更多人，以更加科普的形式，提供更有趣一点、更容易理解一些的科普手册。于是，我们中心的王雅芯带领几位研究生共同收集撰写了一些与题目相关的事例，构成了本书的雏形。张侃老师在帮忙审阅我们的手册后，指出其有出版的价值，于是我们尝试接洽出版社，并非常荣幸地得到了商务印书馆的支持。

我与商务印书馆的合作始于2005年筹备的"心理治疗译丛"。我们在译丛中合作的第一本书是2007年出版的《弗洛伊德及其后继者：现代精神分析思想史》。无论是那时还是现在，能够翻译此书，我都觉得是一件非常值得的事情。我认同作者的理念，精神分析不是神秘的事情，而是可以讲明白、让更多人清晰地理解的。今天我们写这个手册源于同样的理念：心理健康知识不是属于少数专业人员的，而是可以讲明白，让大家都理解、都可以在生活中应用的。

　　这几十年来，我国公众对于心理健康的重视程度、知晓程度日益提高。在我上大学选择专业的时候，大多数人都不知道学了心理学可以干什么。而今天，大多数人都知道心理咨询师这个职业，很多人都能认识到在经历生活重大变化或创伤的时候，需要心理健康工作者提供专业的支持。也有许多人能意识到自己心理健康出了问题，并主动地寻求心理咨询或治疗；许多父母为了促进孩子更全面健康地成长，主动地学习心理知识；许多读者喜欢看心理科普类的文章。与此同时，有越来越多的心理专业人员参与到科普工作中来，但是，专业人员的参与还是远远不够的。有些人以为，心理咨询和治疗需要更高的专业性，而心理健康知识的科普则不然。这个观点的谬误就如同认为中学教师的学历应该高于小学教师，而小学教师的学历应该高于幼儿教师一样，仿佛顺理成章，其实是不懂专业。无论是心理咨询与治疗、还是心理健康知识的科普，都需要以科学依据为基础，从业人员都需要跟随科研的进展。虽然两者都有个人风格的成分，但是也不能完全出于个人体会而信口开河。心理咨询与治疗会对个人产生深刻的影响，而心理健康科普会对成千上万的人产生影响，虽然这对于人们生活的影响可能只有百分之一甚至万分之一，但累积起来却不可轻视。

　　因为心理健康与人的生活息息相关，人人皆有体验，人人也都可以说上几句。有些人接触了一些心理学知识，加上自己的人生感悟，又加上擅长语言表达，颇可以引起许多人的喜爱和推崇。然而，不当的心理健康科普宣传会让人走进误区，带来更多的困扰。例如，有的人在读了一些心理学文章或者接受了几次心理咨询之后，完全把自己的心理困扰归咎于父母。虽然本手册里我们也强调早期环境特别是家庭的重要性，但是过于简单的归因常常是不准确的，把自己的心理痛苦完全归咎于他人也是不利于心理健康的。又如，有些文章和课程一味地强调爱与接纳，殊不知心理健康的人不仅要有健康的爱，也要有健康的愤怒；有益于儿童健康成长的父母不仅要给予孩子温暖关怀，也要给孩子规矩管教。

　　学习心理学多年来，我深感探究人的心理机制之路永无止境。我们的认识还在初级阶段，更不像人们想象的那么神奇卓异。但是，多次的讲座、教学乃至生活经验告诉我：我以为平常的心理学知识，还是有很多人、甚至学历颇高的人都不了解。在这个领域人们对知识掌握的落差如此巨大，而这些知识又与生活如此息息相关，即使我们对心理的认识尚未完善，即使我们的文字表达远未完美，我们也有责任更努力地去传播这些知识，于是有了这本书。

　　在本书撰写修改过程中，为提高书中知识与观点的科学性，我们邀请了多名专家学者对本书进行审阅并提出修改意见。感谢张侃、韩布新两位老师审阅了第一稿的专业答案；感谢章婕、江兰、郭菲、安芹、张郁茜、钟杰等老师审阅了第二稿的案例与分析。但是，书中文字仍不可避免受到作者自身风格和偏见的影响，如果存有各种偏颇错漏之处，欢迎大家反馈给我们中心的微博（新浪微博：国民心理健康评估发展中心）。愿本书进一步促进大家对心理健康科学知识的关注和了解，请称赞我们，批评我们，帮我们挑刺，促我们完善，让我们共同努力，传播科学有益的心理健康知识。

陈祉妍

中国科学院心理研究所国民心理健康评估发展中心

二〇二〇年春